T0365373

CÁNCER DE LA PRÓSTATA

DR. ANTONIO AMBRAD MD

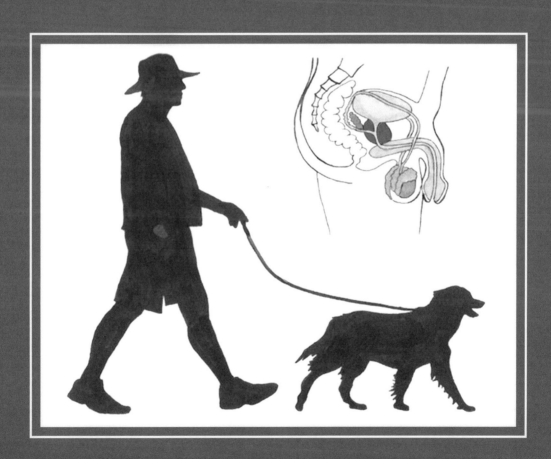

CÁNCER DE LA PRÓSTATA

Puede hacer pedidos de libros de iUniverse en librerías o poniéndose en contacto con:

iUniverse
1663 Liberty Drive
Bloomington, IN 47403
www.iuniverse.com
1-800-Authors (1-800-288-4677)

Debido a la naturaleza dinámica de Internet, cualquier dirección web o enlace contenido en este libro puede haber cambiado desde su publicación y puede que ya no sea válido. Las opiniones expresadas en esta obra son exclusivamente del autor y no reflejan necesariamente las opiniones del editor quien, por este medio, renuncia a cualquier responsabilidad sobre ellas.

Las personas que aparecen en las imágenes de archivo proporcionadas por Getty Images son modelos. Este tipo de imágenes se utilizan únicamente con fines ilustrativos. Ciertas imágenes de archivo © Getty Images.

ISBN: 978-1-5320-9090-5 (tapa blanda)
ISBN: 978-1-5320-9092-9 (tapa dura)
ISBN: 978-1-5320-9091-2 (libro electrónico)

Número de Control de la Biblioteca del Congreso: 2019920198

Numero de la Libreria del Congreso: 2019920198

Información sobre impresión disponible en la última página.

Fecha de revisión de iUniverse: 01/22/2020

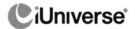

CONTENTS

DEDICACIÓN

Dedico este libro a la memoria de mis tres tíos médicos
Roberto Ambrad Dominguez, Antonio Ambrad Dominguez y Nayib Ambrad Dominguez.
Y especialmente a mis hijos médicos, Aaron Ambrad , Jamiel Ambrad y mis nietos
Nathaniel, Antonio y Lucy.

Dedico el siguiente poema a mis pacientes pasados, presentes y futuros.

CÁNCER Y MUERTE

Escucha con mucha atención
para que entiendas la distinción:
Te jactas de gran normalidad
pero yo te hablo con mucha energía
Y con sobrada vitalidad

Me compadece tu existencia
Porque has de fenecer
No importa la resistencia
Que trates de oponer.
   Que desgracia ¡
Permaneces amarrada
al órgano que te sostiene
Y solo por herida o cuchillada
es que puedes ser desatada.
   Que pena ¡
Yo me desprendo y me libero
sin recibir golpe mortífero.
Por vasos recorro distancias
Y me alojo donde yo quiero.

Libertad- Poder ¡

El tiempo a ti te envejece

Y progresivamente merma tu energía

pero a mi me rejuvenece

Y me llena de valentía.

Bravo ¡

Espero que puedas distinguir

que entre las dos hay diferencia:

Tu estas programada a morir.

Yo sin embargo me revelo a morir

porque quiero y puedo ser inmortal

Increíble ¡!

Te pregunto entonces:

Cual de las dos es normal

Yo con mi jovial apariencia

Y mi interna fuerza vital,

O tu con tu deplorable existencia

¿Y tu apoteótico destino fatal ?

AMBRAD

RECONOCIMIENTO

Quiero expresar mi grátitud a John Snyder y a su esposa Gioconda Snyder por la invaluable asistencia y colaboración en la preparación de este libro sobre el cáncer de la Próstata.

01
INTRODUCCIÓN

El diagnóstico de cualquier cáncer cae como un balde de agua fría en el cuerpo. El impacto emocional causa reacciones mixtas en las personas afectadas. Algunos sienten cierta culpabilidad, tal vez por el estilo de vida que han llevado. Otros creen que el cáncer es incurable y que el final de su vida ha llegado. Muchos otros aun, correlacionan el cáncer con dolor y sufrimiento. Al momento de recibir el diagnóstico, el individuo y familiares cercanos, no solo quedan estremecidos por la mala noticia sino en un estado de preocupación y desespero. El concejo inmediato que recibe de su médico puede ser muy comprometedor o limitado. Si busca información por su cuenta en revistas que publican artículos sobre cáncer o en el INTERNET y con otras personas que han tenido diagnósticos similares, recibe abundante información más que todo de tipo general, que, a lo mejor, no concuerdan con su situación personal o particular. El cáncer difiere en cualquier órgano del cuerpo, y presenta características y consideraciones específicas en cada persona.

Con relación al cáncer de la próstata, mucha gente ignora, que el tumor posee un comportamiento diferente, a la mayoría de los otros tumores que afectan al hombre. También ignoran, que el cáncer de la próstata puede curarse o controlarse con diferentes opciones o formas de tratamiento. Esta particularidad, sin embargo, es causa de confusión, no solo en las personas afectadas, sino a veces, hasta en los médicos tratantes. El cáncer de la próstata a pesar de ser un tumor que no produce un impacto inmediato al bienestar del individuo, el efecto emocional, es causa de desespero e incertidumbre.

Treinta años atrás, el cáncer de la próstata era una enfermedad bastante temida. La gran mayoría de los individuos afectados, se presentaban al médico con una serie de síntomas urinarios debido a un tumor localmente avanzado y con muy pocas posibilidades de cura. Otras veces el individuo venia ya con el tumor diseminado principalmente a los huesos. La mortalidad a causa del cáncer en esas condiciones era inevitable, aparte que el individuo afectado experimentaba un padecimiento pesaroso y por lo demás con consistente dolor, principalmente por invasión a los huesos.

No existía manera alguna de detectar el cáncer en un estado temprano El único método de diagnóstico temprano en esa entonces era el TACTO DIGITAL RECTAL un ejercicio que, no se practicaba rutinariamente como se practica hoy en día. Este cuadro trágico de la enfermedad progresivamente ha cambiado, desde que se introdujo a la practica el test sanguíneo PSA en los años 80. No solo se incrementó el diagnóstico del cáncer, sino el test PSA ayudo a despertar y divulgar la atención del cáncer prostático en el público y el cuerpo médico en general. Más aun, con el conocimiento adquirido, ha surgido un reajuste o replanteamiento en cuanto a prevención, diagnóstico precoz y manejo de la enfermedad. El PSA es un test sanguíneo que permite detectar un cáncer OCULTO en la próstata no palpable al tacto rectal, sin que el individuo presente síntomas urinarios.

CARACTERÍSTICAS DEL CÁNCER PROSTÁTICO

El cáncer de la próstata posee ciertas características que lo diferencia o distingue de la mayoría de los otros cánceres que afectan al hombre:

- ➢ El tumor progresa lentamente, por lo tanto, no representa peligro inmediato a la vida.
- ➢ Puede permanecer oculto o latente por tiempo indeterminado.
- ➢ Puede no progresar o no manifestarse clínicamente durante el tiempo de vida del individuo.

Se ha encontrado en autopsias de personas que mueren por otras causas, un foco microscópico de cáncer en la próstata, en 30% de individuos, por encima de los 50- 60 años. Esta particularidad hace posible "QUE UN INDIVIDUO MUERA CON CÁNCER, PERO NO A CAUSA DEL CÁNCER". Basta agregar la coincidencia que existe entre la incidencia del cáncer y el agrandamiento prostáticos benigno.

La mayoría de los hombres están condenados a desarrollar problemas urinarios causados por la próstata a medida que avanzan en edad, especialmente de los 50 años en adelante. Esto es debido a que "LA PRÓSTATA ES EL ÚNICO ÓRGANO DEL CUERPO QUE NO PARA DE CRECER".

La uretra (el conducto por donde sale la orina) corre o atraviesa la mitad de la próstata y el agrandamiento progresivo de la próstata que ocurre con la edad, comprime o distorsiona a la uretra, causando entorpecimiento del flujo normal de la orina, más una serie de síntomas urinarios que raramente son debidos a cáncer. Este cuadro bochornoso, se conoce como "HIPERTROFIA PROSTÁTICA BENIGNA". Por coincidencia, el cáncer de la próstata se presenta comúnmente de los 50 años en adelante.

CONTROVERSIAS

Debido a las diferentes formas de tratamiento que han surgido, al potencial efecto adverso en la calidad de vida causado por los diferentes métodos de tratamientos, al comportamiento biológico del tumor, a la limitación de la vida misma y por otros aspectos que se presentan en la evaluación y decisiones en las diferentes fases del tumor, el cáncer de la próstata se ha convertido en el *CÁNCER DE LAS CONTROVERSIAS*.

No hay acuerdo entre los médicos tratantes, cual es la mejor opción de tratamiento, es decir, no hay un tratamiento estándar que se pueda puntualizar como el mejor. Esto ocurre porque los resultados por lo regular, solo se aprecian a largo plazo. El cirujano se inclina por la cirugía. El Radio-Oncólogo por la radiación. Peor aún, existe controversia entre cirujanos en la aplicación de las diferentes técnicas quirúrgicas disponibles. Igualmente ocurre entre los radio-oncólogos que disponen de varias técnicas y modalidades diferentes de tratamiento. Además, en cada fase del curso de la enfermedad, se plantean decisiones con diferentes puntos de vista.

El individuo afectado que escasamente entiende o sabe de medicina y menos de la complejidad del cáncer prostático, queda en un estado de confusión a la expensa del médico enfrente de su caso, que por lo regular se inclina a recomendarle o tratarlo con la opción de su preferencia personal. En los últimos años, se ha introducido una serie de modificaciones e innovaciones, en el manejo del cáncer de la próstata. El medico al frente del caso, está obligado a informar al individuo, las diferentes clases de tratamientos disponibles, con sus ventajas y desventajas y con los efectos secundarios que pueden afectar la calidad de su vida. Es posible que el médico no esté al tanto en los últimos avances o recomendaciones. Por estas circunstancias, es necesario que el individuo adquiera suficiente conocimiento sobre el manejo del cáncer de la próstata, principalmente, porque llega un momento, en que es el individuo mismo quien tiene que decidir y seleccionar, la opción del tratamiento que más le conviene.

En los países en desarrollo, no hay muchos libros o fuentes de información, que explique en una forma clara o simple, los detalles de la enfermedad. Los artículos en revistas o periódicos, ni la variedad de información que se encuentra en el INTERNET, son suficientes para un individuo aprender las complejas decisiones que rodean el manejo del cáncer prostático. Un individuo bien informado con buen conocimiento de la enfermedad, no solo se ayuda él y al médico a tomar la mejor decisión en el manejo de su cáncer, sino que se convierte en el guardián de su propia enfermedad. Más aun, el individuo adquiere la capacidad de exigir o buscar el médico o al centro con el mejor conocimiento y experiencia en su situación particular. Además, sabe que preguntar y a qué atenerse.

Este es el propósito de este libro: instruir al individuo paso a paso en las diferentes fases de la enfermedad en una forma simple y didáctica, con los últimos avances técnicos y médicos en la lucha contra el cáncer de la próstata. El libro está dirigido no solo a las personas con cáncer sino a todos los hombres, esposas, compañeras y familiares cercanos. Ningún hombre está exento de adquirir la enfermedad. El libro no intenta remplazar, o consultar con su médico.

¡EL TEMOR POR IGNORANCIA CONLLEVA A MALA CONSECUENCIA!

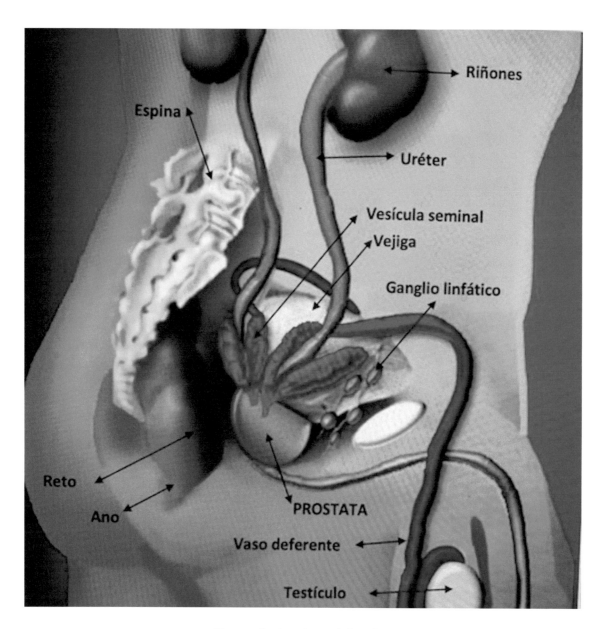

Sistema Genitourinario Masculino

02

INCIDENCIA

El cáncer de la próstata es el tumor más común en el hombre después del cáncer de la piel. Con relación a otros tumores, es el cáncer que más se diagnostica en el hombre, después de la vida media en adelante. A partir de los 50 años en adelante, la incidencia corre casi paralela con la edad, siendo el diagnóstico más alto alrededor de los 65 años. Es raro que el tumor se manifieste por debajo de los 40 años. Cerca del 40% de los tumores malignos que afectan al hombre es debido al cáncer de la próstata. La incidencia se ha incrementado significativamente desde la introducción del test sanguíneo PSA en los años 80. Hoy en día, la gran mayoría del cáncer de la próstata se diagnostica en individuos asintomáticos a quien se le practica el test sanguíneo PSA. Demográficamente, la incidencia es más alta en los países industrializados como Norte América, Europa, sobre todo en Escandinavia. El tumor es menos común o tal vez menos diagnosticado en Asia, Japón, Central y Sur América. No se conoce exactamente la razón por esta disparidad. Se cree que estas diferencias entre países y continentes es debido más que todo a la biología o comportamiento del tumor ya que toma largo tiempo en manifestarse clínicamente y en los países industrializados el esfuerzo para detectar el tumor se hace a una edad más temprana.

En esta figura, ASR significa que se puede expresarse como un número absoluto de casos por año o como una tasa por cada **100.000** personas **por** año.

La tasa proporciona una aproximación (incidencia) del riesgo promedio de desarrollar un cáncer.

La mortalidad es el número de muertes que ocurren en un período determinado en una población específica.

Por ejemplo: En "South "America la incidencia es de 50 personas por cada 100.000 y la rata de mortalidad es de 16

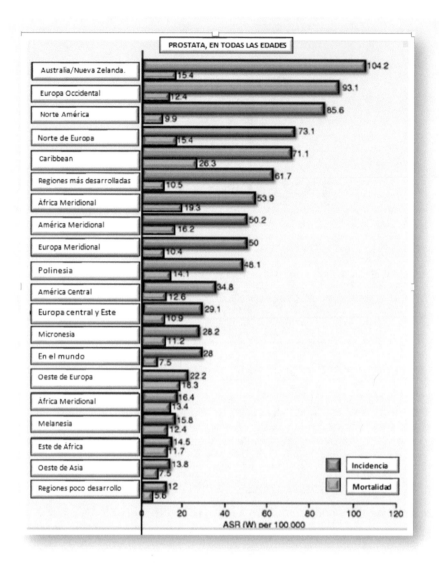

Incidencia de cáncer de la próstata mundial

En estos países, el PSA se ordena con más frecuencia en parte porque los individuos visitan a su médico con más regularidad. Igualmente, la longevidad es más larga comparado con los países subdesarrollados. Sin embargo, en los Estados Unidos de Norte América, el tumor es más frecuente en la población Afroamericana, lo que sugiere la existencia de factores genéticos, factores alimenticios y posiblemente también factores ambientales. Se estima que más de un millón de individuos en el mundo, contraen cáncer de la próstata cada año, de los cuales, 260. 000 mueren directamente por causa del cáncer. Es factible que la incidencia en el mundo sea mayor. En los Estados Unidos solamente, 250. 000 casos se diagnostican al año, pero solamente 35. 000 sucumben a la enfermedad.

Esta particularidad se debe más que todo, al hecho de que el cáncer de la próstata en general tiene un curso lento, y tiene, además, un alto porcentaje de curabilidad, cuando se descubre tempranamente. Aun cuando la incidencia del tumor está relacionada con la edad, el concepto que anteriormente se tenía de que el cáncer de la próstata es una enfermedad de la vejez ha cambiado.

Focos de cáncer, se encuentran en autopsias de individuos relativamente jóvenes en buen estado de salud, sin síntomas urinarios, que mueren por cualquier causa. En los países occidentales, se estima que por lo menos 30 % de los hombres por encima de los 50 años, contraen el riesgo de desarrollar un cáncer microscópico en la próstata, de los cuales el 10 %, clínicamente desarrollan la enfermedad, pero solo un bajo porcentaje de estos, mueren a causa del tumor.

En individuos por encima de los 80 años, por lo menos 60 % o más, se les encuentra un foco de cáncer en la próstata. Estos hallazgos no significan que todos los hombres morirán de cáncer de la próstata, porque sabemos que la vida tiene un límite y en la práctica, morimos de muchas otras causas, especialmente de enfermedades cardiovasculares, antes que el cáncer de la próstata se desarrolle.

El estilo de vida, los hábitos alimenticios, la obesidad y falta de ejercicio, se cree que influyen a la ocurrencia del cáncer de la próstata, aun cuando en la práctica, estos factores no son consistentes. Con el aumento de la longevidad, es posible que la incidencia aumente en los años por venir. Como ocurre en la gran mayoría de los cánceres, no se sabe cómo ni porque, el hombre desarrolla cáncer de la próstata. El factor más influyente en la ocurrencia del tumor es la edad.

03

ANATOMÍA Y FUNCIÓN DE LA PRÓSTATA

Para un mejor entendimiento de las implicaciones en el manejo del cáncer de la próstata, es necesario familiarizarse con la anatomía de la próstata y su relación con los órganos vecinos. La próstata es un órgano musculo glandular, más que todo sexual, perteneciente al sistema reproductivo del hombre. Está compuesta de musculo liso y miles de pequeñas glándulas en su interior. Está relacionada con la uretra, la vejiga urinaria, las glándulas seminales y con los testículos a través del conducto espermático.

La próstata ésta localizada en el fondo de la pelvis, un poco inferior y detrás de la vejiga urinaria y enfrente del recto (área terminal del colon) La proximidad al recto la hace accesible al tacto rectal, razón por la cual el recto puede ser injuriado, con cualquiera de los tratamientos que se utilicen para tratar el cáncer.

La próstata tiene una forma cuboidal, y mide aproximadamente, 3 cms. de largo por 4 cms. de ancho y 2 cms. de profundidad. El área próxima a la vejiga urinaria, es más ancha y alta y se conoce como la BASE. El área distante a la vejiga es más estrecha y aguda y se conoce como el ápex, dando la apariencia de una pera invertida.

Posee dos esfínteres que actúan como puertas o aperturas. El esfínter interno situado en la intimidad o fondo de la vejiga urinaria se abre y cierra involuntariamente cuando la vejiga está llena. Igualmente se cierra involuntariamente en el momento del orgasmo, para evitar la mezcla del semen con la orina, o en situaciones de estrés como tos.

Este esfínter da comienzo a la uretra, el conducto por donde corre la orina, la cual atraviesa la próstata y sigue hasta la punta del pene. Los tres primeros centímetros de la uretra están rodeados por la próstata. El esfínter externo, está situado en el ápex y puede ser voluntariamente controlado por un tiempo prudencial a momentáneo. La próstata se desarrolla durante la pubertad bajo la influencia de la testosterona y alcanza el tamaño adulto después de la pubertad a un volumen alrededor de 20- 25 gramos. Permanece activa sin progresar.

Sin embargo, de los 40-45 años en adelante, la próstata comienza a crecer nuevamente, ocasionando disturbio al flujo de orina y originando una variedad de síntomas prostáticos, común en casi todos los hombres con el avance en edad. Este agrandamiento se conoce como HIPERTROFIA PROSTÁTICA BENIGNA (HPB). LA PRÓSTATA ES EL ÚNICO ÓRGANO QUE NO PARA DE CRECER. La mayoría de los hombres, por lo tanto, están condenados a padecer problemas prostáticos.

Micróscopicament la próstata ésta dividida en cinco ZONAS, Macroscópicamente se describe en lóbulos. Tres zonas son las mas importantes:

ZONA PERIFÉRICA

La zona periférica, (área verde) cubre los lados y área posterior desde la base hasta el ápex. Es el área más grande (y ocupa el 45% de la glándula). La zona periférica es la única área de la próstata que se puede palpar con el dedo al examen rectal. Setenta (70%) de los cánceres prostáticos se originan en esta zona, lo cual demuestra, la importancia del tacto rectal.

ZONA CENTRAL

La zona central, (área azul) rodea los conductos eyaculatorios en el sitio donde los conductos de las glándulas seminales y el conducto espermático se unen. Ocupa el 25% de la glándula. De los cánceres prostáticos 15-20 % se originan en esta zona. Un cáncer en esta zona no puede palparse con el dedo. Solo puede detectarse con la ayuda de un equipo de ultrasonido.

ZONA TRANSICIONAL

Esta es la zona (área dorada) más pequeña y sin embargo es el área que acarrea los problemas urinarios en el hombre. Aparece como dos lóbulos o lengüetas simétricas rodeando el paso de la uretra. La hipertrofia benigna de la próstata (HPB), se inicia en esta área. Cuando los lóbulos se agrandan, se comprime la uretra, causando los síntomas de la hiperplasia prostática benigna. Aproximadamente, 5-10% de los cánceres se originan en esta área.

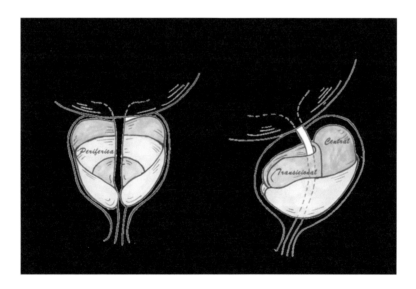

Zonas mas importantes de la próstata

HISTOLOGÍA DE LA PRÓSTATA

Microscópicamente, la próstata ésta compuesta de un tejido compacto con una red de canalículos y canales, formando pequeñas glándulas en su interior. La glándula, está envuelta en una capsula de tejido fibroso, sumamente delgada, que no se logra distinguir con el dedo examinador. Un tumor del tamaño de un grano de millo fácilmente logra palparse porque la superficie externa es completamente lisa. La capsula actúa como una barrera.

FUNCIÓN DE LA PRÓSTATA

La función de la próstata no es enteramente conocida. Está regulada por las hormonas masculinas del hombre, la TESTOSTERONA Y DEHIDROTESTOSTERONA (DHT) Las células que cubren el interior de los conductos glandulares producen un líquido rico en PSA y ZINC. Este líquido tiene un color blanquecino, y forma una gran parte del SEMEN. Su función principal es la de nutrir y proteger los espermatozoides que se originan en los testículos, especialmente contra la acides de la vagina. También ayuda a adelgazar al líquido de las glándulas seminales, cuando se mezclan en la uretra.

El SEMEN es un líquido espeso o viscoso, constituido por la mezcla del líquido de las glándulas seminales, el líquido espermático que contiene los espermatozoides de los testículos y el líquido prostático. Los espermatozoides llegan a la uretra a través de un conducto conocido como VAS DEFERENS. Este conducto se une a los conductos seminales antes de entrar a la uretra. El SEMEN se expulsa a la uretra durante el orgasmo.

La testosterona es producida en los testículos. Una vez que circula en la sangre, la mayor parte es convertida en DEHIDROTESTOSTERONA, que es mucho más potente que la propia testosterona. La conversión se realiza dentro de la próstata a través de una enzima conocida como **5 alfa-reductase**, que también se produce en la próstata.

ÓRGANOS RELACIONADOS CON LA PRÓSTATA.

Es conveniente conocer la relación de la próstata con los órganos vecinos, para entender los síntomas y consecuencias que ocasiona el tratamiento del cáncer prostático.

GLÁNDULAS SEMINALES

Detrás de la próstata y por debajo de la Vejiga urinaria, existe a cada lado, una glándula pequeña de aproximadamente cinco centímetros de largo que se conoce como VESÍCULA SEMINAL. Esta glándula produce un líquido espeso que lo vacía a la URETRA en el tramo envuelto por la próstata, a través de un conducto en el momento de la EYACULACIÓN.

La función del líquido es más que todo para la protección y alimentación de los espermatozoides.

Los conductos de los testículos se les conocen como VAS DEFERENTE. Llevan los espermatozoides producidos en los testículos, y desembocan en los conductos de las glándulas seminales, para formar parte del conducto EYACULATORIO.

Al momento del ORGASMO, el líquido seminal junto con los espermatozoides, se vacían en la uretra prostática. Aquí el líquido seminal se mezcla con el líquido prostático para constituir el SEMEN el cual se expulsa con la EYACULACIÓN. Si un individuo es operado por cáncer de la próstata (prostatectomía radical), las glándulas seminales junto con los conductos son removidos. El individuo queda ESTÉRIL y con un orgasmo seco.

HAZ NEURO VASCULAR.

A cada lado entre el recto y la próstata corre un haz que trae los nervios y vasos sanguíneos que van a la próstata y al pene. Los nervios son esenciales para que ocurra la ERECCIÓN. Si los nervios son removidos durante una operación radical de la próstata, el individuo queda IMPOTENTE. En algunas situaciones, el urólogo es capaz de preservar los nervios, pero en la mayoría de los casos, los nervios tienen que ser removidos porque el cáncer está muy cerca del nervio o aparecen comprometidos por la proximidad del tumor. En otras ocasiones el tumor se desliza fuera de la próstata a través de los nervios que entran a la próstata. El medico patólogo lo reporta como INVASIÓN PERI-NEURAL Esto representa un signo de agresividad del tumor.

Al igual que sucede cuando la capsula es penetrada por el tumor, existe la posibilidad que el tumor se haya extendido más allá de la próstata, otra razón por la cual a veces, se recomienda tratamiento pos operatorio con radiación. En ciertos casos aun cuando raro, impotencia puede ser un signo temprano de cáncer a causa de la localización próxima del tumor al nervio.

CAPSULA

La próstata ésta envuelta en una capa de tejido bien delgada indistinguible al tacto rectal digital. Actúa como una barrera que separa la próstata de los órganos vecinos. Un cáncer confinado a la próstata significa que no ha penetrado o traspasado la capsula. Cuando un paciente es operado y el medico patólogo determina invasión a la capsula, se recomienda tratamiento adicional con RADIACIÓN para prevenir RECURRENCIA del cáncer, ya que es posible que células cancerosas, hayan traspasado la capsula y permanezcan en el área operatoria. A veces, en una biopsia se puede observar si la capsula está invadida por el tumor, lo que indica progresión del tumor. Esta situación, reduce la opción de tratamiento quirúrgico. Un tumor que se origina en el ápex de la próstata tiene más chance de penetrar la capsula, que un tumor que se origina en la base de la próstata.

RECTO

El área posterior de la próstata (zona periférica) está en estrecha relación con el recto, parte terminal del colon, lo que permite palpar cualquier lesión en esta área.

GANGLIOS LINFÁTICOS

El cuerpo tiene un sistema de vasos o canales conocido como SISTEMA LINFÁTICO, diferente al sistema vascular de arterias y venas. El sistema linfático es parte del sistema de defensa del organismo, particularmente contra infección. Transporta líquidos pesados que se producen en los tejidos, como grasa, proteínas y otros materiales residuales.

Uno de los componentes del sistema linfático, son los ganglios linfáticos, localizados en la cercanía de cada órgano del cuerpo. Igual como ocurre en una infección, los ganglios atrapan bacterias o células cancerosas que escapan de la próstata, en un intento de prevenir diseminación a otras partes del cuerpo. El ganglio se agranda porque las células atrapadas proliferan y se multiplican en su interior.

En una operación, los ganglios cercanos a la próstata son removidos si aparecen sospechosos de contener cáncer. Esto también representa un signo de progresión del tumor.

ESFÍNTERES - VEJIGA URINARIA

La orina se produce en los riñones y baja a la vejiga a través de dos conductos (derecho –izquierdo) llamados uréter. Cuando la vejiga se llena se siente el deseo de orinar. Existen dos esfínteres o puertas de salida de la orina Están constituidos por fibras musculares. El esfínter interno está constituido por musculatura lisa, y se cierra y abre involuntariamente. Está localizado en el fondo o suelo de la vejiga urinaria en estrecha proximidad a la base de la próstata. En esa área comienza la uretra. Cuando la vejiga se distiende al llenarse de orina, el esfínter interno se abre automáticamente, y la persona siente deseos de orinar. Durante el orgasmo y en periodos de estrés, como tos, el esfínter permanece cerrado para impedir contaminación de orina con el SEMEN.

El esfínter externo está localizado en el ÁPEX de la próstata, y está constituido por musculatura estriada, similar a los músculos de las piernas y brazos. Este esfínter también permanece cerrado para evitar que la orina se salga, pero se abre y se cierra voluntariamente es decir la persona puede controlar la salida de orina por cierto tiempo. Cuando el esfínter externo se remueve si el individuo es operado, el control de la urinacion se abole y ocurre INCONTINENCIA (goteo de orina sin control) que puede ser permanente.

URETRA.

La uretra es el tubo por donde sale la orina. La orina se produce en los riñones y gota a gota se deposita en la vejiga urinaria. Los tres primeros centímetros de la uretra están rodeados por la próstata. Cuando la próstata se agranda como ocurre en la HIPERTROFIA BENIGNA GLANDULAR (que a la larga ocurre en casi todos los hombres) o por crecimiento de un tumor, la compresión o deformación causa disturbio al flujo de la orina causando problemas urinarios. En extremas situaciones, retención de orina por bloqueo, puede ocurrir, requiriendo atención médica inmediata.

TESTÍCULOS.

Los testículos son dos órganos en forma de huevo, localizados en el escroto. Los testículos son esenciales para la fertilización y tienen doble función. Primero, producen los espermatozoides que fertilizan al ovulo de la mujer. Los espermatocitos viajan por un conducto llamado vas deferente, para unirse a los conductos de las glándulas seminales. Segundo, los testículos también producen la hormona masculina del hombre, conocida como TESTOSTERONA. Esta hormona, estimula el crecimiento de la próstata, y define las características del hombre como la constitución muscular, el crecimiento del cabello, el deseo sexual y otras características. Como el cáncer prostático prolifera bajo la influencia de la testosterona, uno de los tratamientos del cáncer, es la eliminación de los testículos, conocido como ORQUIECTOMÍA.

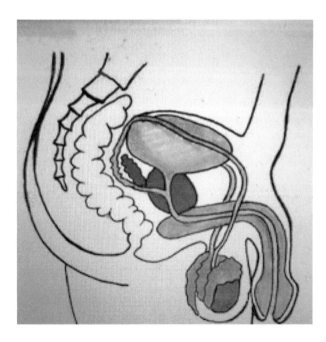

Órganos relacionados con la próstata

04

FACTORES ASOCIADOS CON EL CÁNCER DE LA PRÓSTATA

Existen factores precipitantes, asociados con casi todos los cánceres que afectan al hombre. Algunos de estos factores son bien conocidos, como los fumadores de cigarrillo en el cáncer del pulmón, ciertos virus en el cáncer de cérvix en la mujer, entre otros. El mecanismo intimo que altera los cambios genéticos que transforma la célula normal a cáncer, no se conoce.

En el cáncer de la próstata, se han observado una serie de factores, que parecen aumentar el riesgo de contraer la enfermedad. Algunos de estos factores son más consistentes que otros. Desafortunadamente, los factores de más alto riesgo, o los más implicados en la ocurrencia del cáncer de la próstata, no se pueden eludir.

Factores de Riesgo	
Factores Inevitables	Factores Evitables
Edad	Dieta
Raza	Obesidad
Factores Hormonales	Falta de Ejercicio
Historia Familiar	Ocupación
NIP	Actividad Sexual
	Vasectomía
	Virosis-Infecciones
	Tabaco-Alcohol
	Factores Sociales

FACTORES INEVITABLES

EDAD: La edad es el factor más consistente como causa del cáncer de la próstata. A medida que se avanza en edad, la incidencia del tumor también se aumenta, aunque es muy raro que se presente clínicamente antes de los 40 años. Después de los 50 años, la incidencia comienza a escalar progresivamente. Aproximadamente, en el 70 % de las personas, el cáncer se descubre alrededor de los 65 años. En realidad, el cáncer de la próstata, parece ser un tumor inevitable.

Son muy pocos los individuos que llegan a vivir hasta los 100 años, que no se les encuentre un foco de cáncer en la próstata. Vimos que 30% de los individuos entre 50-60 años, se les encuentra un foco de cáncer en la próstata. Afortunadamente, muchos de estos cánceres no progresan, y como tal, se les clasifica como tumor indolente. Sin embargo, si el tumor se diagnostica, no hay test que asegure cuando el tumor decide progresar.

RAZA: En Estados Unidos, el cáncer de la próstata es más común y agresivo en la población negra, comparada con la población blanca y latina. La incidencia es aún menor en individuos de origen oriental. La razón de estas diferencias, no se conocen. Sin embargo, el cáncer prostático no es tan predominante en los países africanos, lo que sugiere que existen factores socioeconómicos, ambientales y dietéticos.

HORMONAS: Las hormonas masculinas o andrógenos son esenciales para el crecimiento y funcionamiento normal de la próstata y también para el desarrollo corporal de la persona.

La fuente de andrógenos en el hombre, esta principalmente en los testículos, donde se origina el 95% de la testosterona. Una pequeña cantidad, se produce en las glándulas suprarrenales, situadas por encima de los riñones. Se cree que altos niveles de testosterona por encima de lo normal, condiciona a la ocurrencia del cáncer prostático. Una vez que un individuo desarrolla cáncer de la próstata, se ha observado que los andrógenos estimulan o aceleran el crecimiento del tumor. En el caso de un tumor incipiente, altos niveles de testosterona se creen activa el tumor a progresar. También se observa lo contrario.

Cuando el cáncer de la próstata ésta avanzado, la mejor arma para combatirlo o arrestarlo, es la eliminación o el bloqueo de los andrógenos en la sangre. Sin embargo, la relación entre la ocurrencia del cáncer prostático y la presencia de andrógenos en la sangre es algo paradójico: Ha medida que se avanza en edad, la producción o niveles de testosterona disminuye, pero al mismo tiempo, la incidencia del cáncer de la próstata aumenta.

Debido a esta problemática, prescribir testosterona a un individuo de edad avanzada para aumentar su actividad sexual o energía corporal es cuestionable o no recomendable, si no se está seguro de que la persona no tiene cáncer. Teoréticamente, niveles bajos de testosterona en la sangre, protegen a un individuo de contraer cáncer de la próstata. Por otro lado, también es cierto, que no existe evidencia alguna, de que niveles normales de testosterona, predisponen al desarrollo del cáncer de la próstata.

HISTORIA FAMILIAR: El cáncer de la próstata ocurre con alguna frecuencia, entre individuos de una misma familia. No es extraño encontrar cáncer de la próstata en padre e hijo o entre hermanos y tíos. Esto sugiere que existe alguna alteración genética que puede ser heredable. Se han identificado ciertas mutaciones, en los genes de algunos individuos principalmente las mutaciones BRACA1, BRTACA2 presentes en el cáncer del seno y los ovarios de la mujer, pero no se ha podido comprobar nada concreto. Como dato curioso, es bueno reportar un estudio llevado a cabo en Escandinavia: Se encontró que, entre un gran número de mellizos, que el cáncer más común entre ellos fue el cáncer de la próstata.

NIP (NEOPLASIA INTRAEPITELIAL PROSTÁTICA): Neoplasia equivale a tumor. Desde muy temprana edad, la arquitectura de la próstata puede mostrar cambios en el estroma y las células prostáticas, principalmente si el individuo ha padecido de infecciones virales y bacterianas o por otras causas desconocidas. Estos cambios se consideran ser precancerosos y se clasifican como NIP. La imagen solo se puede observar microscópicamente, por lo tanto, el diagnóstico de NIP, se encuentra, cuando se practica biopsia por cualquier motivo, principalmente por problemas benignos. Estos cambios se cree que pueden progresar a cáncer, especialmente si la distorsión microscópica celular, es abundante. Aproximadamente, el 70% de individuos con cáncer, muestran cambios en la glándula, consistentes con NIP. Esto indica que, durante el curso de la vida, ciertas repetidas injurias, ocurren en la próstata.

FACTORES EVITABLES

DIETA: La incidencia del cáncer de la próstata es baja en los países asiáticos. La dieta en los países orientales contiene menos grasa que en los países occidentales, particularmente Estados Unidos. Sin embargo, cuando individuos de esos países migran a USA, la incidencia de los cánceres prostáticos entre ellos aumenta. Esto sugiere, que hay elementos en la dieta relacionados con la ocurrencia del cáncer de la próstata, que aumentan la incidencia pero que no se han podido identificar. Lo contrario también se ha reportado, es decir, que hay algunos factores en la dieta, que previenen la incidencia del cáncer de la próstata. Se cree que una dieta rica en grasa saturada, especialmente carne de res o productos derivados de la leche bajos en fibra, aumentan el riesgo de contraer cáncer de la próstata. Algunos estudios han demostrado que los tumores de la próstata crecen más rápido, en animales alimentados con una dieta alta en grasa. La carne de res es rica en el ácido alfa linoleico que se cree, favorece la incidencia de cáncer, pero es baja en el ácido linoleico, que tiene un efecto contrario. Una dieta alta en grasa saturada está implicada en la ocurrencia de varios otros cánceres que afectan al hombre. Basta agregar aquí, el daño que causa la grasa al sistema cardiovascular. Los vegetales y frutas son ricos en fibra, y contienen otros elementos que se cree previenen el riesgo de contraer cáncer. Además, son potentes antioxidantes. Desde todo punto de vista, una dieta baja en grasa saturada, pero rica en vegetales y frutas es conveniente.

OCUPACIÓN: La ocupación solo se implica como factor de riesgo, si el individuo está expuesto a factores químicos tóxicos. Las personas que trabajan haciendo baterías para equipos electrónicos, están expuestos a CADMIO que es un elemento toxico. Igualmente, los soldadores y trabajadores en fábrica de caucho y muchas otras ocupaciones expuestas a compuestos químicos tóxicos, se cree se les aumenta el riesgo de contraer cáncer de la próstata. En la práctica, nada concreto se ha comprobado.

OBESIDAD –EJERCICIO: Algunos investigadores han sugerido que la obesidad y falta de ejercicio, puede influenciar el desarrollo del cáncer prostático y otros cánceres, aunque no hay prueba concluyente. Por lo regular, el obeso consume bastante grasa y por poca actividad, no la quema.

VASECTOMÍA: Consiste en esterilizar al individuo cortándole los conductos espermáticos que llevan los espermatozoides a la uretra prostática. Se cree que, esterilizando a un individuo a temprana edad, se aumenta el riesgo de contraer cáncer prostático. No existe prueba alguna.

VIROSIS-INFECCIONES: Inflamación crónica o prostatitis está implicada como causante del cáncer prostático principalmente porque se cree que estas condiciones, son responsables en parte de la neoplasia prostática intraepitelial (NIP).

TABACO - ALCOHOL: El cigarrillo contiene una serie de compuestos químicos que son carcinogénicos y están implicados en la ocurrencia del cáncer del pulmón, cavidad oral, vejiga urinaria, páncreas, estomago, etc. pero no se ha encontrado relación con el cáncer de la próstata. Del mismo modo, no se ha encontrado ninguna relación entre el cáncer de próstata y el consumo de alcohol. El cáncer de próstata es el cáncer más común en los hombres en los países desarrollados, y es un objetivo para las estrategias de reducción de riesgos.

ACTIVIDAD SEXUAL: Se han realizados estudios en todas las circunstancias: Casados, solteros, con hijos, sin hijos, con más de una compañera, pero no se ha encontrado nada que indique la relación sexual, como contribuyente a la ocurrencia del cáncer prostático.

FACTORES SOCIALES: Los factores sociales son factores que afectan el estilo de vida, como la religión, ciertos hábitos, la familia o la riqueza. Estos pueden cambiar con el tiempo. Algunos estudios han demostrado que un alto nivel socioeconómico puede estar asociado con un mayor riesgo de cáncer de próstata, y que los hombres divorciados o separados pueden estar en mayor riesgo que los hombres casados. Hasta ahora no ha habido ninguna prueba concluyente de ningún riesgo.

05

QUE ES CÁNCER

Cáncer es una función anormal de los tejidos que forman el cuerpo, en la cual, la célula normal se transforma y comienza a proliferar sin ninguna restricción. Una célula normal tiene un ciclo ordenado, en el cual, la célula nace, crece, envejece y muere. Sin embargo, la célula envejecida antes de morir se divide por un proceso llamado MITOSIS y es remplazada por la nueva célula.

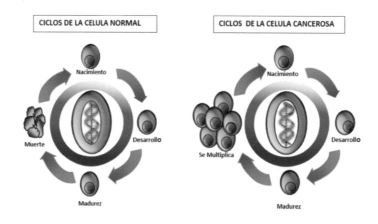

Célula normal y cancerosa

Este maravilloso y milagroso evento, se repite y repite continuamente en una forma ordenada bajo un control interno para mantener la vida, hasta cuando la célula para de dividirse (se agota la energía) y finalmente llega la muerte, destino de la vida.

En el caso del cáncer, la célula normal transformada o célula cancerosa, en vez de envejecer y morir, continúa dividiéndose a su antojo a un paso acelerado sin ningún orden o restricción. Con la continua división y acumulación, se forma una masa o tumor, lo que constituye el CÁNCER. Peor aun, la célula cancerosa adquiere la capacidad de infiltrar los tejidos vecinos a su alrededor y también la capacidad de viajar a través de los vasos venosos y linfáticos e implantarse en cualquier otro órgano o parte del cuerpo. (metástasis). En esencia, la célula cancerosa trata de evitar o resistir la muerte y actúa como si quisiera ser INMORTAL.

COMO OCURRE EL CÁNCER.

En el momento de la concepción, en la unión del ESPERMATOCITO del hombre y el OVUM de la mujer, quedamos programados, cuanto tiempo vamos a vivir y también qué tipo de cuerpo vamos a tener, como la altura, el color de los ojos, la piel etc., etc. Para poder crecer y perpetuar la vida hasta donde quedo programada, las células del cuerpo antes de morir se dividen por si solas por un proceso llamado MITOSIS.

El compartimiento o estructura de la célula está compuesto por un citoplasma y un núcleo central. El núcleo contiene el material genético ácido Deoxyriboneuclico o DNA, conformado en elementos llamados cromosomas. Cada célula posee 23 pares de cromosomas arreglados en dos entrecruzadas cintas en forma de espiral. Las dos cintas están unidas escalonadamente por elementos químicos llamados bases como los peldaños de una escalera. Los cromosomas contienen numerosos elementos llamados genes.

Una célula contiene de 25 mil a 30 mil genes y millones de bases. Cada gene representa una función específica en las células de los tejidos que normalmente forman el cuerpo. Como las células se dividen constantemente, entre los genes, existe un CONTROL INTERNO que regula la función, la división celular y la muerte de la célula.

En el caso del cáncer, el proceso de división celular es el mismo, pero con una gran diferencia: debido a una alteración o MUTACIÓN en la estructura de uno o cualquiera de los genes del DNA por exposición a ciertos factores nocivos o factores carcinogénicos, que ocurren durante el curso de la vida, la célula normal se transforma, es decir pierde el control de regulación y se convierte en una célula cancerosa. La célula entonces comienza a dividirse a un paso acelerado y a su antojo, resistiendo envejecerse y morir. PODRÍA DECIRSE QUE LA CÉLULA CANCEROSA BUSCA LA INMORTALIDAD. Hasta la fecha, no se ha encontrado la causa intima o directa responsable, que causa la ocurrencia del cáncer.

QUE AYUDA A PRECIPITAR EL CÁNCER DE LA PRÓSTATA

Las causas que más se acercan en la mayoría de los cánceres son muchas y diferentes en cada órgano. Algunas de estas causas o factores, son específicas a ciertos tumores. Exposición a sustancias químicas llamadas CARCINÓGENOS son conocidos en ciertos cánceres, pero muchos otros no se conocen: inflamación crónica de cualquier origen como virus en el cáncer de cérvix., tabaco o cigarrillo en el cáncer del pulmón, etc.

Cáncer es un fenómeno en toda forma de vida que difiere en comportamiento en casi todos los órganos del cuerpo y aun dentro de un mismo órgano. Ocurre en animales y plantas. En el caso de la próstata, no se conocen factores externos específicos comprobados que contribuyan a la ocurrencia del cáncer.

COMO PROGRESA EL CÁNCER DE LA PRÓSTATA

Generalmente, el cáncer de la próstata crece lentamente. Se estima que un foco incipiente, toma de 2-4 años y hasta 10 o más en doblar su volumen. Esta es una de las razones por el cual el cáncer de la próstata puede existir por largo tiempo sin detectarse o hacerse presente. Por lo regular, el progreso del tumor o la diseminación ocurre en una forma gradual o escalonada.

Cuando el tumor crece, penetra la capsula de la próstata. Una vez que la capsula es penetrada el tumor infiltra los tejidos adyacentes alrededor de la próstata o las glándulas seminales. En este estado, el tumor puede diseminarse a los ganglios regionales, a los huesos o cualquier órgano del cuerpo.

Vimos anteriormente que, a muchos individuos, se les encuentra un foco de cáncer en la próstata, que puede permanecer quieto o estático por tiempo indeterminado. Un individuo con un tumor LATENTE puede morir antes que el cáncer logre manifestarse clínicamente.

Sin embargo, en el caso de la detección microscópica del tumor (tumor latente), no existe ningún método o examen que asegure que el tumor va a permanecer durmiendo ni en qué momento puede despertarse y progresar.

06
PREVENCIÓN

Prevención indica evitar la ocurrencia de algo no deseable. Cuando se habla de prevención del cáncer, se refiere más que todo, en evitar aquellos factores que se han observado, contribuyen a la ocurrencia de determinado cáncer, o evitar o consumir ciertas sustancias alimenticias (referente a dieta) que se cree influencian la ocurrencia del cáncer en una forma u otra.

El cáncer de la próstata por tener una alta incidencia, un progreso o comportamiento lento, un periodo latente desconocido pero largo y por presentar serios efectos secundarios al individuo con cualquiera de los tratamientos disponibles, la prevención en la ocurrencia del tumor es de suma importancia con justificación mas que deseada.

Existe la creencia en algunos médicos, no médicos, nutricionistas y pacientes, que sustancias naturales contenidas en los alimentos, en plantas medicinales, en vitaminas, en minerales, en ciertos químicos, y otras sustancias, que el cáncer se puede evitar, retrasar su progreso e inclusive curar.

La lista de las diferentes sustancias o ingredientes empleados para este fin es bastante extensa. Difiere en algunos países, pero puede resumirse o agruparse en distintas categorías:

- ➤ Sustancias alimenticias
- ➤ Suplementos dietéticos.
- ➤ Antiinflamatorios, no esteroidales.
- ➤ Multivitaminas y V. individuales y combinadas como A. C. D. E.
- ➤ Minerales, como el Selenio, Calcio.
- ➤ Statins, Drogas que interfieren con los lípidos.
- ➤ Productos químicos.
- ➤ Hormonas como Finasteride, Dutasteride y muchas otras.

El efecto anticanceroso o preventivo en la mayoría de estas sustancias, especialmente las sustancias alimenticias y vitaminas, se les atribuye más que todo por poseer, un efecto antioxidante y factores intrínsecos, difícil de identificar.

OXIDACIÓN es un proceso normal en todas las reacciones que tienen lugar en el organismo. En cada oxidación, se producen radicales libres (productos de descomposición molecular) que son nocivos a las células normales, alrededor donde la reacción ocurre.

La injuria por estos radicales libres a las células, causa inflamación y cambios genéticos que, a la larga, se supone, pueden desencadenar el cáncer. Las sustancias antioxidantes, neutralizan la acción nociva de los radicales libres.

La mayoría de las frutas y plantas, contienen fibra y sustancias antioxidantes, por lo que se recomienda, una dieta rica en frutas y vegetales. El ácido licopeno es un potente antioxidante contenido en el tomate y en algunas otras frutas como la toronja. Los fitoestrógenos como la SOYA y algunas legumbres son plantas con acción o propiedades estrogénicas, algo similar a la hormona femenina de la mujer, que, en cierta forma, se opone a la acción de la hormona masculina testosterona del hombre. La testosterona como veremos más adelante, se ha reconocido estimula el crecimiento del cáncer una vez que el cáncer está presente.

El SELENIO y otros minerales, son antioxidantes, igual que la vitamina E, A, D, y C.

Otras sustancias actúan por diferentes mecanismos. El café se le ha encontrado que es un potente antioxidante, lo mismo que él te.

Los Statins son drogas que bajan los niveles de colesterol en la sangre. El colesterol además de ocluir las arterias, las placas que se forman se adhieren a la pared de la arteria, produciendo inflamación local.

La dieta rica en grasa saturada, como vimos anteriormente no solo contiene ciertos lípidos carcinogénicos, sino conlleva a la obesidad. La obesidad se cree que aumenta la incidencia del cáncer de la próstata y de otros cánceres.

Gran parte de las atribuciones preventivas en la mayoría de estas sustancias, se derivan de estudios epidemiológicos, los cuales incluyen poblaciones, o parte de poblaciones, con diferentes costumbres y diferentes hábitos alimenticios.

Los resultados de estos estudios epidemiológicos, en gran parte, no son discriminatorios o exclusivos de cierta sustancia, por lo tanto, no son prueba de la eficacia preventiva, sino que apenas sugieren un efecto positivo o negativo.

A menos que se conduzcan estudios específicos de una sustancia y en individuos sin o con cierto tipo de cáncer, no hay que creer o poner fe, de que X sustancia previene la incidencia del cáncer.

Generalmente, en estudios planeados específicamente, la sustancia que se estudia se da AL AZAR, sin la influencia directa del investigador. El individuo no sabe si toma o no la sustancia en cuestión. Los resultados de estos estudios son más creíbles.

La mayoría de los artículos en revistas o la información a través de la INTERNET no contemplan los detalles ni las implicaciones de estos estudios.

Varios estudios comparativos por organizaciones científicas se han llevado a cabo en la mayoría de todas estas sustancias o ingredientes. Un estudio entre médicos en USA encontró que la vitamina C y la vitamina E, no ejercen ninguna influencia en la ocurrencia del cáncer prostático. Igualmente se ensayó con el selenio solo o combinado con vitamina E. Tampoco se les encontró efecto anticanceroso o preventivo.

Muchas otras sustancias se han ensayado, pero desafortunadamente en ninguna de estas sustancias mencionadas, se ha encontrado un efecto preventivo contra el cáncer de la próstata a excepción de dos enzimas relacionadas con la hormona masculina FINASTERIDE Y DUTASTERIDE.

Es posible que algunas sustancias tengan algún beneficio, pero en la práctica, no se puede cuantificar o sustentar. Mientras no se conozca el mecanismo fundamental que provoca la causa del cáncer, no hay manera de prevenirlo. Lo más que podemos lograr, es evitar la exposición a factores específicos conocidos, implicados en la ocurrencia de ciertos tipos de cáncer. El ejemplo típico, es el fumador de cigarrillo que termina desarrollando cáncer del pulmón.

Desgraciadamente los factores precipitantes identificados en el cáncer de la próstata, no se pueden evitar, con excepción a la alta ingestión de grasa saturada y falta de ejercicio.

Desde todo punto de vista, una dieta rica en frutas y vegetales, y baja en grasa animal es conveniente y saludable, porque ayuda a prevenir y curar enfermedades cardiovasculares a la vez.

FINASTERIDE-DUTASTERIDE

En la práctica clínica, se ha observado que los andrógenos o la hormona masculina testosterona producida en los testículos del hombre, estimulan el crecimiento del cáncer prostático, una vez que el cáncer se hace presente. La eliminación o neutralización de los andrógenos produce el efecto contrario. Se sabe qué en 1946, el Dr. Higgins comprobó la dependencia hormonal del cáncer de la próstata.

En estudios investigativos, se apreció que los individuos con altos niveles circulantes de testosterona en la sangre particularmente de DEHIDROTESTOSTERONA DHT y altos niveles de la enzima 5-alfa redactase (5-AR), están más propicios a desarrollar hipertrofia benigna de la próstata (BPH) y también cáncer de la próstata. Los niveles bajos, se supone tienen un efecto contrario.

La enzima 5-alfa reductasa (5AR) se produce en la próstata, y convierte la testosterona producida en los testículos y en las glándulas suprarrenales, en DEHIDROTESTOSTERONA (DHT). La hormona DHT, es hasta 10 veces más potente que la testosterona y sabemos que estimula el crecimiento de las células normales de la próstata y también a las células cancerosas.

La enzima 5AR existe en dos formas: Tipo 1 y tipo 2. La sustancia que bloquea la acción de estas enzimas se conoce como enzima inhibidora o 5 alfa reductasa inhibidora (5ARI). Dos productos se desarrollaron: FINASTERIDE Y DUTASTERIDE (Proscar y Avodart en USA). El primer estudio se hizo con FINASTERIDE (Proscar) Se inició en 1993. Cerca de 19. 000 individuos de 55 años en adelante se reclutaron. Solo individuos con un examen digital rectal EDR y un PSA sanguíneo no mayor de 3 entraron en el estudio.

Un grupo recibió 5 mg. de Finasteride diario por 7 años, y el otro grupo recibió una pastilla de azúcar (placebo). Cada año se les chequeo anualmente la próstata con un examen digital rectal (EDR) y un PSA. Al final de los 7 años, se detectó cáncer en 24. 4% en el grupo que tomo la pastilla de azúcar y solo 18. 4% en el grupo que tomo el Finasteride.

El Segundo estudio se hizo con DUTASTERIDE en individuos con previa biopsia negativa de cáncer de la próstata. Se les administro 0. 5 mg de Dutasteride (Avodart) por 4 años. De nuevo, los resultados mostraron una mayor incidencia de 25% de cáncer de la próstata en el grupo que tomo las pastillas de azúcar, comparado con un 19. 9%, en el grupo que tomo el Dutasteride.

Aun cuando todavía quedan algunas preguntas por definir relacionadas con la biología del tumor y el límite de tiempo que el Finasteride o el Dutasteride, se deben tomar, los resultados claramente demuestran la utilidad de estas drogas en el tratamiento de la hipertrofia benigna de la próstata HBP y en la prevención del cáncer prostático.

QUIEN ES CANDIDATO PARA TOMAR FINASTERIDE O DUTASTERIDE

Cualquier individuo por encima de los 50-55 años sin síntomas de cáncer y con un PSA de menos de 3, especialmente si tiene historia familiar de cáncer prostático y si quiere evitar morir de cáncer de la próstata. Es necesario que consulte con su médico y discuta los beneficios e implicaciones del tratamiento. Ambas drogas pueden disminuir en bajo porcentaje, el deseo sexual y si ocurre, es reversible.

DIETA Y EJERCICIO

Una dieta saludable, debe incluir 3-5 porciones de frutas y vegetales. Igualmente, cereales, legumbres. La leche es preferible sin grasa o baja de grasa. Si le gusta el pollo, no consuma la piel, porque está cargada de grasa. El pescado es preferible a la carne y la carne debe ser magra para evitar el consumo de grasa saturada. Evite comer productos de grasas trans y con colesterol. Es también muy importante porque promueve un bienestar general de salud y mantiene el peso del cuerpo. Una dieta saludable y el ejercicio, además, previenen las enfermedades cardiacas.

EN RESUMEN

No se descarta la influencia de una dieta saludable, en muchos de los cánceres que afectan al organismo. Como anotamos anteriormente, es muy difícil cuantificar cualquier beneficio, a menos que se estudien apropiadamente por instituciones científicas. Desafortunadamente, en el cáncer de la próstata, no se ha demostrado que ninguna sustancia alimenticia, vitaminas, plantas, suplementos o drogas pueden prevenir la incidencia del cáncer prostático, por lo tanto, como tal, no se recomiendan. Algunos de estos suplementos e inclusive vitaminas pueden causar daño al organismo. Dosis masivas de vitamina E, puede causar hemorragia cerebral. Hasta el momento, solo el FINASTERIDE y el DUTASTERIDE son las únicas dos sustancias con efecto preventivo parcial, comprobado en el cáncer de la próstata.

07
ANTÍGENO PROSTÁTICO ESPECÍFICO – PSA

PSA es la abreviación del test en inglés: ***Prostate Specific Antigen***. Se describe o abrevia en español en el mismo orden. El PSA es una sustancia proteica producida por las células que tapizan el interior de las glándulas prostáticas, ya sean células normales o cancerosas.

Por lo regular, cuando los niveles de esta sustancia se encuentran altos en la sangre, se sospecha que el individuo tiene cáncer en la próstata. Es útil también en la evaluación del estadio del tumor, seguimiento del curso de la enfermedad y respuesta al tratamiento.

EL PSA PUEDE ANUNCIAR LA PRESENCIA DE UN CÁNCER EN LA PRÓSTATA SIN QUE EL TUMOR SEA PALPABLE.

Antes de la introducción del PSA en los años 80, el único método que existía para descubrir el cáncer de la próstata era a través del tacto rectal. La mayoría de los pacientes en esos tiempos, se les encontraba un tumor localmente avanzado, y como consecuencia la mortalidad a causa del cáncer era muy alta. El test PSA, revoluciono y cambio el panorama del cáncer de la próstata:

- ➤ Incremento la detección temprana del tumor, evitando la muerte de miles de individuos.
- ➤ Ayudo a aumentar el conocimiento del comportamiento biológico del tumor o historia natural de la enfermedad.
- ➤ Por último, alerto al cuerpo médico en general, y trajo el cáncer de la próstata a la luz pública.

Originalmente, el test se introdujo como un marcador biológico, para seguir el progreso del cáncer, después del tratamiento. Posteriormente alrededor del año 90, se adoptó, como medio de diagnóstico incluyendo el diagnóstico precoz o escrinin. Desde allá, se comenzó a observar variación de los niveles en la sangre con relación a la ausencia o presencia del tumor en la próstata y también falla en la especificidad, porque también se observó que condiciones benignas, pueden incrementar los niveles en la sangre. Hoy en día, no se puede hablar o manejar el cáncer de la próstata si no se conoce el estado del PSA.

DETECCIÓN DEL PSA

El PSA, es producido por las células que tapizan el interior de las glándulas prostáticas. Una célula cancerosa, produce PSA en cualquier parte del organismo donde se aloje. Normalmente, la próstata produce un líquido abundante, que lo vacía directamente a la uretra, principalmente al momento de la eyaculación. Este líquido prostático es un mayor componente del SEMEN.

El PSA ayuda a adelgazar la espesura del Semen principalmente el liquido seminal, cuando entra a la uretra prostática. La producción del PSA está contenida en el líquido prostático, pero una pequeña cantidad se escapa a la circulación general, donde se detecta y dosifica como un marcador biológico o marcador tumoral.

VALORES DE PSA

El PSA en la sangre, se mide en NANOGRAMOS, una unidad muy pequeña equivalente a un miliavo de un mililitro y se abrevia ng/ml. Inicialmente se estableció un valor de 0-4 ng/ml como un nivel normal. Sin embargo, posteriormente se observó que, en la práctica, los niveles en la sangre varían y algunos consideran 2.5 ng/ml como el valor normal. Niveles de PSA en la sangre por encima de valores normales, solo indican que algún evento está ocurriendo en la próstata

Debido a que la glándula prostática aumenta con la edad, los valores normales, se ajustan relativamente a la edad del individuo. Esto implica que, con la edad, los valores pueden encontrarse ligeramente por encima de los valores normales. (4 ng/ml). Otros factores también influencian los valores en la sangre.

SENSITIVIDAD DEL PSA

El 99% del PSA que se detecta en la sangre, proviene de la próstata. Ínfimos trazos de PSA se ha detectado en tejido mamario, útero y en algunos tumores, pero sin ningún significado clínico.

ESPECIFICIDAD DEL PSA

El PSA, es producido solamente por las células prostáticas. Precisamente, esto es lo que ocurre cuando hay un cáncer en la próstata. El número de células aumenta y por lo tanto la producción de PSA también se aumenta.

Desafortunadamente, la especificidad no es absoluta o 100 %. Esto significa que la elevación de los valores en la sangre por encima de lo normal, no siempre se debe a la presencia de cáncer. Es más, hay situaciones en que las células normales producen ínfimas cantidades de PSA, no detectable en la sangre. Igualmente puede ocurrir con células cancerosas. Se puede presentar entonces una situación en que los valores del PSA, estén normales o relativamente bajos, y el individuo tiene un cáncer. Lo contrario también puede ocurrir: Los valores del PSA están elevados, pero el individuo no tiene cáncer.

Lo que es cierto, es que cuando los valores del PSA están por encima de los valores establecidos como normal, esto solo indica que hay un problema en la próstata, pero no nos específica, a que se debe la causa del aumento en la sangre.

En un estudio conducido años atrás, se comprobó la baja especificidad del PSA.

Se encontró cáncer en:

6% de individuos con valores de 0-1ng/ml.

16 % con valores de 1.1 -2 ng/ml

25 % con valores de 2.1-4 ng/ml.

Esto implica que NINGUN VALOR POR DEBAJO DE VALORES NORMALES,EXCLUYE LA PRESENCIA DE CANCER.

Esta deficiente e inestable especificidad del PSA a bajos niveles, es motivo de controversia en su uso discriminativo, como medio de diagnóstico precoz del cáncer. Sin embargo, por regla general, a medida que los valores se elevan, más es la probabilidad que la persona tiene cáncer.

Un valor entre 0-10 ng/ml, se considera todavía como alto limite normal particularmente en un individuo por encima de los 50 años. De ahí en adelante, la presencia de cáncer es más probable.

ALTERACIÓN DE LOS VALORES DEL PSA

Cualquier manipulación en la próstata, como montar a caballo, montar en bicicleta, un tacto rectal, etc., puede causar un ligero aumento del PSA. En el momento de la eyaculación los valores también ligeramente se elevan, por lo tanto, es aconsejable no hacerse el examen inmediatamente después del acto sexual.

Biopsia o resección transuretral, por problemas benignos, aumentan los niveles significativamente, pero los niveles se bajan a lo normal en pocos días. Alternativamente, las drogas que se emplean para el tratamiento de la hipertrofia prostática benigna, como el Finasteride o Dutasteride, bajan los niveles del PSA en la sangre, porque tienden a disminuir el tamaño de la próstata.

HIPERTROFIA PROSTÁTICA BENIGNA INFLAMACIÓN

Estas dos condiciones causan aumento del PSA. LA HIPERTROFIA PROSTÁTICA BENIGNA (HPB), en la mayor parte de las veces, es responsable de la baja especificidad del PSA. En esta condición hay un aumento progresivo de la próstata (no por cáncer) y, por ende, elevación del PSA. La mayoría de las veces, la HPB se manifiesta a los 50 años, la misma edad en que el cáncer prostático comienza también a manifestarse. Puede ocurrir que ambas condiciones existan al mismo tiempo con niveles del PSA relativamente altos o bajos, lo que acarrea un dilema, en proceder hacer o no hacer biopsia, particularmente si el individuo presenta síntomas.

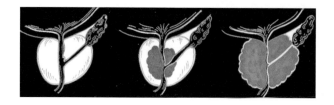

Progresión de la HPB (note la estrechez de la uretra)

INFLAMACIÓN-PROSTATITIS

Inflamación de cualquier origen, principalmente viral o bacteriana como gonorrea, prostatitis o uretritis, puede causar un aumento a veces bastante alto del PSA. Esta condición se presenta con más frecuencia, en individuos jóvenes sexualmente activos. En esta condición, los niveles del PSA en la sangre bajan cuando la inflamación mejora.

Sin embargo, a veces la prostatitis persiste en forma crónica y el PSA puede fluctuar o permanecer elevado. El medico por lo regular prescribe un antibiótico y después de 4-6 semanas se repite el PSA. Si la elevación persiste se procede hacer biopsia, en un tiempo prudencial a la discreción del médico.

REFINAMIENTO DEL PSA

Con el propósito de aumentar la especificidad del PSA, se han observado y seleccionado ciertas características del PSA, que ayudan a sugerir la presencia de cáncer. Sin embargo, estas observaciones, no siempre coinciden con el diagnóstico de cáncer, por lo tanto, solo se tienen en cuenta en situaciones específicas para proceder hacer biopsia y confirmar si existe o no cáncer.

DENSIDAD DEL PSA

El valor del PSA en la sangre, dividido por el tamaño de la próstata, determina la densidad. Cuanta más alta es la densidad, más alta es la probabilidad de cáncer. Una densidad por encima del 15 % es sospechosa de la presencia de cáncer. El tamaño preciso de la próstata se obtiene con un equipo de ultrasonido.

DUPLICACIÓN DE LOS VALORES DEL PSA

Se refiere al tiempo que transcurre en doblarse los valores del PSA. Cuando el tiempo en doblarse es bastante corto, más es la probabilidad de la presencia de cáncer.

VELOCIDAD DEL PSA

Consiste en la rapidez en que el valor del PSA se aumenta en la sangre. Generalmente, la velocidad se determina tomando en cuenta, tres exámenes consecutivos en el término de 1-2 años. Un aumento del PSA de más de 0.75 ng/ml per-año, o en menos tiempo, sugiere la presencia de cáncer.

PSA LIBRE vs PSA CONJUGADA

El PSA circula en la sangre en varias formas. En una forma, circula libre. En otra forma, circula adherida o conjugada a varias sustancias o proteínas en la sangre, especialmente a una proteína llamada 1 alfa chemotripsina. Cuanta más alta es la cantidad libre en la sangre, menos es la probabilidad de que exista un cáncer en la próstata. En la hipertrofia prostática benigna, el porcentaje de PSA libre, es alrededor del 25 %. Un porcentaje por debajo del 15 %, es sospechoso de cáncer.

DIAGNOSTICO PRECOZ - ESCRININ

La palabra escreening en inglés (se pronuncia escrinin) equivale a diagnóstico precoz en español. También se le llama tamizaje. Consiste en anticiparse a buscar la presencia de una enfermedad en un estado temprano o subclínico, es decir sin que existan signos o síntomas de la enfermedad. Generalmente se practica en grupos de individuos o individualmente en personas susceptibles a adquirir la enfermedad que se investiga.

En el caso del cáncer de la próstata, se hace en personas de 50 años en adelante, edad cuando el cáncer de la próstata comienza a manifestarse. Diagnosticar un cáncer en estado preclínico o incipiente es lo ideal.

El tratamiento garantiza la curabilidad en casi un 100%. Esta predicción es disputada en el cáncer de la próstata, porque los resultados del tratamiento, o la curabilidad, aparentemente, no aumenta la sobrevivencia.

El objetivo principal de escrinin, es evitar o reducir la muerte temprana y o sufrimiento, con la opción de tratamiento que se aplique.

CONTROVERSIA EN BÚSQUEDA DEL DIAGNÓSTICO PRECOZ

Existe controversia en emplear el test del PSA como un medio de detección del cáncer de la próstata en individuos sin síntomas urinarios.

Cuando el test PSA se introdujo a la práctica, como medio de diagnostico, se hacía indiscriminadamente en individuos con o sin síntomas urinarios. Si el PSA se encontraba elevado, se procedía a hacer biopsia. Si la biopsia era positiva, se hacía tratamiento. De ahí, los términos de **sobre diagnostico y sobre tratamiento**. Se cree hoy en día que muchos de los tratamientos fueron innecesarios, porque algunos estudios han concluido que la sobrevivencia es similar con o sin tratamiento por lo menos a 9-10 años.

El principal estudio llevado a cabo en este respecto fue conducido en USA y publicado en el 2009. Un grupo de individuos entre 55-74 años diagnosticados con cáncer por escrinin y tacto rectal sometidos a tratamiento, se comparó a un grupo similar de individuos sin ningún diagnostico. Estos últimos, seguidos por su medico general. Al grupo tratado, se les hizo PSA cada año por seis meses. Los resultados de la sobrevivencia de los dos grupos a 10 años, fue casi similar. El estudio, sin embargo, no se condujo exactamente como se planeo, y los resultados han sido interpretados con cierta insatisfacción.

Posteriormente, durante el mismo tiempo, un análisis de otros estudios conducidos con el mismo propósito, demostraron aproximadamente resultados similares.

En contraposición, estudios llevados a cabo conjuntamente en varios Hospitales en Europa en un mayor numero de individuos (10.000) entre 55-64 años, se encontró que escrinin prolongó la sobrevivencia en 20% de los individuos tratados. Se les hizo seguimiento por 14 años hasta la edad de 71 años con PSA y DRE cada dos años. La sobrevivencia se aumentó a 44% en los individuos tratados, y, además, los chances de diagnosticar un tumor avanzado se redujeron 67%

Como puede apreciarse, la controversia no se aclaró y seguirá hasta que se haga un estudio mas especifico, el cual no es fácil de obtener.

La conclusión que se saca de estos estudios es que por escrinin, la sobrevivencia a 10 años no es muy significante, pero es mejor a medida que la edad aumenta.

Por todas estas consideraciones, para algunos, el PSA ha pasado de un test SALVADOR a un test PELIGROSO hasta el punto de que algunos recomiendan no hacer el test como medio de diagnóstico a ninguna edad, sino solamente cuando hay síntomas urinarios, porque conduce a hacer biopsia que puede tener complicaciones aun cuando mínimas, si es del caso y tratamiento. Alegan también, que los efectos secundarios del tratamiento, aunque no siempre ocurren, pueden ser peores o permanentes, arruinando el estilo de vida de la persona.

En favor de escrinin, no solamente se toma en cuenta la sobrevivencia, sino la curabilidad de un cáncer incipiente potencialmente fatal o cualquier otro tumor confinado a la próstata (T1-T2). En la practica, 20 % de individuos a quien se les hace biopsia debido a escrinin, (sin síntomas urinarios)el tumor se encuentra avanzado.

La controversia tiene PROS y CON en ambas partes.

En nuestra opinión, el PSA no es peligroso ni dañino. Responsable es el medico que no discute las implicaciones del resultado del PSA antes de ordenarlo o el que procede a tomar acción inmediata por ignorancia o interés personal.

La edad del individuo es más importante que ningún otro factor, y debe tenerse en cuenta, si se quiere ordenar el PSA en la busca del diagnóstico precoz.

RECOMENDACIÓNES

Varias instituciones en USA recomiendan proceder a hacer escrinin observando ciertas condiciones: discusión previa con su medico sobre riesgos, beneficios y resultados:

- ➤ •Asociación Americana Cáncer (SAC) : PSA < 2.5 repetir en dos años > 2.5 repetir anualmente, hasta la edad 50-69 años
- ➤ •Asociación Americana Urología (AUA) : Desde 40-54 años si hay riesgos familiares o anualmente hasta los 50-70 años
- ➤ •Comisión Nacional Cáncer (NCC) : PSA <1ng/ml, repetir en 2-4 años. De 1-3 repetir 1-2 años

A QUÉ ATENERSE

Si usted confía en su médico y cree que él está enterado o está al día en la complejidad del diagnóstico y manejo del cáncer de la próstata, siga su concejo y hágase el PSA si él se lo ordena. Sin embargo, usted debe discutir antes con él, y llegar a un acuerdo, que conducta seguir con el resultado

Tenga en cuenta que el examen rectal digital, en este caso, no forma parte del diagnóstico precoz, pero siempre es recomendable que se lo haga como medio complementario ya que el tumor puede ser palpable y el PSA es normal. Por otro lado, si usted tiene algún conocimiento sobre el cáncer de la próstata, o tiene alguna preocupación de poseer o no el tumor, debe saber:

- ➤ No hay nada incorrecto que un individuo a cualquier edad o específicamente después de los 40 años, quiera hacerse un PSA, simplemente para saber los niveles y permanecer alerta. Esto es recomendable para comparar en el futuro.
- ➤ Si usted cree que tiene 10 o más años de vida por delante, usted está libre de hacerse el PSA, por la misma razón anterior.
- ➤ Si su padre, hermano o un relativo cercano, tiene o tubo cáncer de la próstata se justifica hacerse el PSA desde los 40-45 anos
- ➤ Si usted tiene 80-85 años y no tiene síntomas urinarios, no tiene que precipitarse a hacerse un PSA. Con seguridad que va a morir, pero lo más probable no de cáncer de la próstata
- ➤ Si usted tiene 50 años o más y síntomas urinarios, el PSA es necesario.

Recuerde: Tenga o no tenga un buen conocimiento sobre la complejidad del cáncer de la próstata, la mayor parte de las decisiones caen en usted.

08

BIOPSIA-PATOLOGÍA

Cuando hay sospecha de cáncer en la próstata, ya sea porque el tacto rectal es anormal o el PSA está elevado, se procede hacer biopsia. La biopsia consiste en tomar una muestra de tejido de la próstata, para ser examinada por un médico patólogo, bajo el microscopio. La biopsia confirma o descarta la presencia de cáncer en la muestra examinada.

Sinembargo, una biopsia negativa no excluye la presencia de cáncer. Esto se debe al hecho de que la muestra de tejido que se obtiene se hace con una aguja y es factible errar un pequeño foco de cáncer. Por tal motivo, de rutina se toman de 8-12 muestras de tejido.

CUANDO LA BIOPSIA ESTA INDICADA

Si el tacto rectal es anormal, ya sea por la presencia de un nódulo o cualquiera induración, se recomienda hacer biopsia, sin tener en cuenta los valores del PSA. La estadística indica, que solo un 30-40 % de los modules palpables, son debido a cáncer.

Si el individuo presenta síntomas urinarios y el nivel del PSA está por encima de 2.5-3 ng/ml, se considera hacer biopsia. (La edad siempre se toma en cuenta). Si el PSA se obtiene por vez primera y el valor aparece por encima de 2.5 ng/ml, algunos médicos, sugieren hacer biopsia.

El punto aquí por considerar es que los valores del PSA son relativos. Cáncer puede existir con valores del PSA por debajo de lo normal o inclusive cerca de cero.

SEGUIMIENTO DEL PSA

Si el PSA de control aumenta 0.75 ng/ml en el término de 1-2 años, se sugiere biopsia. Lo mismo se aplica cuando el valor del PSA se dobla en el término de 3 años.

PREPARACIÓN

El procedimiento toma pocos minutos, pero se necesita cierta preparación. Una vez en la mesa quirúrgica, el recto se limpia de materias fecales para evitar la contaminación y prevenir infección. Al mismo tiempo, se evita interferencia con la visualización de la próstata en la pantalla del ultrasonido, ya que la biopsia se toma con una aguja a través de la pared anterior del recto.

Se suspende la ingestión de drogas anticoagulantes como la aspirina, la guarfarina (Cumadin) y el plavix (epidogel) si es del caso para prevenir sangrado persistente, durante o después de la biopsia. Por lo general, la biopsia se hace en el hospital, pero también puede hacerse en la oficina del médico con la ayuda de un equipo de ultrasonido.

Se aplaza hacer la biopsia, si el individuo padece de un malestar viral o infeccioso. Generalmente se le aplica un antibiótico antes o inmediatamente después del procedimiento.

MÉTODO DE HACER LA BIOPSIA

El individuo se seda o se le da anestesia general para evitar dolor. Se emplean dos técnicas: TRANSRECTAL O PERINEAL. Ambas se obtienen con la guía de un equipo de ultrasonido, y se hace con una aguja hipodérmica No. 18, que mide de 12-15 milímetros de largo y un milímetro de ancho.

BIOPSIA TRANSRECTAL

La aguja se fija en una montadura especial por encima del transductor rectal del ultrasonido, el cual despliega la imagen de la próstata en la pantalla del equipo. El medico urólogo inserta la aguja a través de la pared anterior del recto (parte final del intestino) y toma muestras de tejido a cada lado de la próstata en diferentes áreas desde la base hasta el ápex.

Anteriormente se tomaban 6 muestras, pero hoy en día se toman 8-12 muestras y hasta 24 si es del caso. El contenido de cada una de las muestras se señala y se examina bajo el microscopio. En esta forma no solo se identifica la localización del cáncer, sino también se sabe si existen otros focos de cáncer dentro de la próstata, lo cual es la regla en un alto porcentaje de los casos.

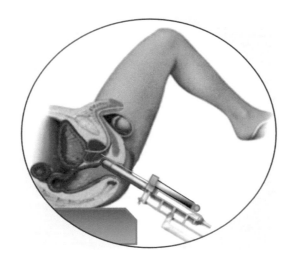

Biopsia Transrectal

BIOPSIA PERINEAL

El perineo es el área entre el ano y los escrotos. La aguja se inserta a través de la piel directamente a la próstata. La biopsia transrectal es el método más preciso. Aparte de que se toman muestras sistemáticas, el urólogo puede dirigir la aguja visualmente a cualquier área sospechosa.

QUE OTRA INFORMACIÓN SE OBTIENE DE LA BIOPSIA

Además de confirmar la presencia de cáncer, el examen del patólogo ayuda a definir varios aspectos del tumor, que son importantes para la aplicación del tratamiento apropiado incluyendo el pronóstico de la enfermedad:

> SI EL TUMOR ES MULTIFOCAL o está presente en más de un área de la próstata. La experiencia indica que cuando hay un nódulo palpable, 80% de los casos existe otro foco de tumor dentro de la próstata.
> VOLUMEN DEL TUMOR - El porcentaje de tejido canceroso en cada una de las muestras tomadas se agregan y si la suma total pasa del 30% del tejido extraído, se considera un tumor relativamente grande con riesgo que se haya extendido fuera de la próstata.
> PENETRACIÓN O INVASIÓN A LA CAPSULA (tejido que envuelve a la próstata) - Cuando hay compromiso de la capsula por tumor, se sospecha que el tumor se extiende por fuera de la próstata, lo cual afecta la curabilidad.
> DIFERENCIACIÓN DEL TUMOR - Este es un punto muy importante porque define el comportamiento biológico o agresividad del tumor, es decir si tiene un comportamiento lento, moderado o agresivo. Este factor se conoce como GLEASON ESCOR.

BIOPSIA DE GANGLIOS

Anteriormente, se hacía biopsia de los ganglios regionales antes de practicar la operación de la próstata (prostatectomía). Hoy en día si el individuo se decide por cirugía, los ganglios se extirpan durante la operación, principalmente si aparecen sospechosos de estar invadidos por cáncer. Afortunadamente, la incidencia de metástasis a los ganglios regionales es muy baja, particularmente cuando el tumor se diagnostica en un estadio temprano (T1-T2). Si es necesario hacer una biopsia de ganglio, antes de la intervención quirúrgica, esta generalmente se hace por laparoscopia o por mini laparotomía.

QUE SE ESPERA DESPUÉS DE LA BIOPSIA

Después de 2-3 horas, el individuo se va a la casa. Es posible que manifieste cierto malestar leve en el área de la próstata por uno o dos días, pero nada que impida sus labores de rutina. Una mínima muestra de sangre puede notarse por unos días, en la orina o materia fecales. Menos del uno por ciento de individuos, desarrollan infección, hemorragia o malestar general. Más molestoso es la preocupación o ansiedad por saber el resultado de la biopsia.

Es de advertir que una biopsia negativa, no asegura 100% que la persona no tiene cáncer, ya que el tamaño de la muestra con la aguja es pequeño y es fácil errar un foco de cáncer. Por esta razón, el número de muestras que se toma sistemáticamente es de 6-12 o 24 pinchazos si es del caso. Dependiendo del aumento progresivo del PSA con el tiempo, la biopsia se repite a la discreción del Urólogo.

09

CLASIFICACIÓN PATOLÓGICA

En términos médicos, cáncer se refiere a los tumores que se originan de tejido epitelial. El tejido epitelial es el que cubre la piel, cavidades y superficie interna de los órganos. Los tumores de origen no epitelial, se les llama sarcoma.

Generalmente, los carcinomas se subclasifican como ADENOCARCINOMA si provienen de órganos glandulares (órganos que producen hormonas y otras sustancias) como el tiroides, estomago, etc., o carcinoma EPIDERMOIDE O ESCAMO CELULAR que cubre la superficie de los tejidos.

Los órganos sin embargo contienen diferentes tejidos. La próstata siendo un órgano puramente glandular el 95% de los tumores que en ella se originan, son ADENOCARCINOMAS. Solamente los adenocarcinomas, producen el antígeno prostático PSA.

La apariencia de las células de un cáncer, se caracterizan por el grado de diferenciación con relación a la apariencia de las células de tejidos normales. Si la apariencia de las células cancerosas es casi similar a las células normales o a la conformación del tejido normal, se dice que el cáncer es BIEN DIFERENCIADO. Cuanto menos diferenciado luce el cáncer a la apariencia normal, el cáncer se califica como MODERADAMENTE O POBREMENTE DIFERENCIADO. La agresividad del cáncer corrobora con la diferenciación del tumor. Cuanto menos diferenciado aparecen las células cancerosas, más agresivo es el tumor. Este factor tiene algo que ver con la elección del tratamiento y con el pronóstico del tumor.

GLEASON ESCOR

El medico Donald Gleason, Patólogo de la Universidad de Chicago, después de examinar miles de espécimen de biopsia y de prostatectomía, hizo una corrobación clínica patológica y formulo un sistema de clasificación, basado en el grado de alteración o apariencia de las células del tejido tumoral, con relación a la apariencia de las células del tejido normal. Cuanto más pleomorfismo celular y distorsión del tejido tumoral, observo que más agresivo es el tumor.

El área del tumor con más alteración lo clasifico de 1 a 5 e igualmente clasifico el área de menos alteración. La suma total de las dos áreas que no puede ser más de 10 constituye el GLEASON ESCOR. La mayoría de los cánceres prostáticos, tienen un GLEASON de 6. Sin embargo, el Gleason, no es 100%

preciso y depende muchas veces del ojo examinador. Entre el 20-30%, el Gleason se encuentra más alto en los especímenes de la prostatectomía, que en la muestra de la biopsia, cuando al individuo se le hace cirugía.

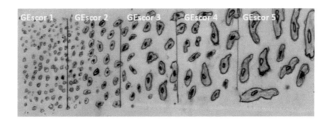

Gleason Escor – 1 hasta 5

ESCALA DE CLASIFICACIÓN

- Gleason 2-4:
- Bien diferenciado. La apariencia de las células es casi semejante a las células normales. El tumor no es agresivo.
- Gleason 5-6: La apariencia de las células normales esta algo disminuida. El tumor es poco agresivo. La mayoría de los tumores prostáticos, presentan esta apariencia.
- Gleason 7: La apariencia de las células normales está bastante disminuida. La agresividad del tumor esta en un grado intermedio
- Gleason 8-9-10: La apariencia normal de las células escasamente se aprecia. El tumor es pobremente diferenciado. Estos tumores son agresivos.

Este sistema de clasificación patológica ha sido aceptado y acogido globalmente. Es por hoy, el factor más importante que debe considerarse en el manejo del cáncer prostático.

CÁNCER LATENTE O MICROSCÓPICO

Esto se refiere a un foco de cáncer que se encuentra incidentalmente en la próstata por biopsia cuando el test PSA se hace de rutina en la busca del diagnóstico precoz del cáncer o cuando se hace resección de la próstata por síntomas de obstrucción de la uretra debido a hiperplasia benigna de la próstata (HBP). En este caso, el tamaño de la lesión es incierto o impreciso.

Se ha detectado focos de cáncer en el 30% de los hombres por encima de 50-60 años, en autopsias de individuos que mueren por cualquier causa.

El hallazgo o búsqueda de este tipo de cáncer ha generado controversia en el cuerpo médico en cuanto al manejo se refiere. Como ya anotamos anteriormente, un cáncer en este estado puede permanecer estático por mucho tiempo o no progresar durante la vida del individuo. Solo un 8 % de estos tumores progresan clínicamente y toman según algunos estudios, 4 o más años en doblar su volumen. El foco de cáncer tiene un tamaño de menos de 5 milímetros cúbicos

Uno de los puntos de la controversia en el manejo de estos tumores, es que no hay hasta el presente ningún método que indique con certeza, que tumor va a progresar o en cuanto tiempo decide progresar. Tampoco sc conoce enteramente el potencial de agresividad.

NIP - NEOPLASIA INTERSTICIAL PROSTÁTICA

Este es un estado o apariencia precancerosa que se observa en el 70% de los especímenes, en pacientes que se le diagnostica cáncer de la próstata. Consiste en una atipia nuclear y pleomórfica de las células prostáticas y se cree que preceden el desarrollo del cáncer.

Es factible que inflamación por cualquier origen, cause este estado patológico que no se puede detectar por ningún medio a menos que se obtenga una muestra de tejido prostático.

Se observa más comúnmente con el avance en edad, pero también se ha encontrado en individuos jóvenes años antes del desarrollo de cáncer. Se clasifica como de bajo y alto grado. Este último requiere seguimiento y a veces hasta biopsia.

10
SÍNTOMAS

Un individuo con cáncer de la próstata puede presentarse con una variedad de síntomas urinarios, dependiendo de la localización y tamaño del tumor, pero en la mayoría de los casos, SIN NINGÚN SÍNTOMA URINARIO. Un tumor microscópico (latente) o un tumor pequeño T1-T2 localizado en la zona periférica no tiene por qué causar síntomas urinarios, a menos que este localizado en estrecha vecindad a la uretra o en rarísima ocasión, cerca del haz nervioso que lleva la energía al pene causando IMPOTENCIA.

Prácticamente, la gran mayoría de síntomas urinarios que el hombre desarrolla de la vida media en adelante, o antes, son debidos a la hipertrofia o agrandamiento benigno de la próstata (HPB), un mal que casi todos los hombres están prácticamente condenados a padecer. La hipertrofia ocurre más que todo, en la zona transicional, área que encircla la uretra. La zona periférica, donde se origina el 75 % del cáncer prostático, está localizada distante a la uretra

Solo un 5-10 % del cáncer prostático se desarrolla en la zona transicional. Para que un cáncer situado en la zona periférica cause síntomas por compresión o distorsión de la uretra, el tumor ha tenido que haber adquirido un tamaño considerable.

Los síntomas de la HPB son insidiosos y toman un tiempo largo en establecerse, mientras que los síntomas urinarios causados por un cáncer son de más corta iniciación. En términos generales, los síntomas urinarios causados por un cáncer pueden dividirse en tres categorías: Síntomas locales obstructivos, debido a compresión o distorsión de la uretra, semejante a lo que ocurre en la hipertrofia benigna prostática. Síntomas por invasión o infiltración a órganos locales alrededor de la próstata. Síntomas por invasión a órganos distantes por implantación tumoral (metástasis).

SÍNTOMAS LOCALES

> CALIBRE: Un chorro de orina delgado o reducido y lento
> DEMORA: Hay demora o retardo para iniciar la salida de la orina
> VACIAMIENTO INCOMPLETO: Después de orinar, queda la sensación que la vejiga está todavía llena.

- INTERMITENCIA: interrupción del flujo de orina momentáneamente
- FRECUENCIA: deseo de orinar cada dos horas o en menos tiempo durante el día.
- NOCTURIA: Levantarse a orinar varias veces durante la noche.
- ESFUERZO- PUJO: Fuerza para iniciar la salida de la orina.
- URGENCIA: dificultad o inhabilidad de controlar la salida inmediata de la orina. Esto ocurre por disfunción del musculo detrusor. El individuo se orina antes de llegar al sanitario.
- RETENCIÓN URINARIA: El individuo se tapa o se obstruye. No hay salida de orina. ESTO REQUIERE ATENCIÓN MEDICA INMEDIATA.

SÍNTOMAS POR INVASIÓN LOCAL

A medida que el tumor crece y traspasa la próstata, invade los órganos vecinos, causando una variedad de síntomas en el área u órgano comprometido:

- HEMATURIA: Sangre en la orina Si es causada por el cáncer, indica invasión a la vejiga urinaria. Como consecuencia puede haber infección, dolor y obstrucción parcial de la vejiga.
- DISURIA: Invasión del tumor alrededor del área del trígono de la vejiga causando irritación y dolor al orinar
- DOLOR PÉLVICO: Dolor alrededor del área de la pelvis, indica invasión a órganos o tejidos vecinos
- IMPOTENCIA: crecimiento posterolateral del tumor en la próstata infiltrando el haz nervioso que inerva al pene.
- INCONTINENCIA: Invasión al esfínter externo que controla la salida de la orina.
- DOLOR EN LOS FLANCOS (espalda) Indica obstrucción del uréter que puede conllevar a insuficiencia renal.
- HEMATOESPERMIA. Sangre en el semen al momento de la eyaculación Indica invasión a las glándulas seminales, lugar donde se produce parte del semen.
- INVASIÓN AL COLON: Constipación, sangre por el recto y dolor al defecar es signo de invasión directa al recto (intestino) o alrededor. Otros síntomas como dolor perineal, constipación, etc., indica un tumor más avanzado.

SÍNTOMAS A DISTANCIA (METÁSTASIS)

Cuando el tumor se disemina a órganos distantes, síntomas del área invadida ocurren. Invasión a los huesos es causa casi siempre de dolor. El cáncer de la próstata tiene la tendencia a diseminarse a los huesos

CÁNCER DE LA PRÓSTATA

más frecuentemente que a otro órgano causando dolor. El hueso se hace frágil y fracturas espontaneas o traumáticas fácilmente ocurren. Los huesos más afectados son los huesos pélvicos y la columna lumbar.

Invasión a la medula espinal causa dolor, parestesia hormigueo o adormición de la piel, debilidad progresiva de las extremidades y por último parálisis de las piernas. Estos síntomas requieren tratamiento inmediato. Invasión a la medula ósea causa anemia. En los estados bastante avanzados, otros síntomas pueden ocurrir, como pérdida de peso, cansancio o debilidad general.

ESCALA INTERNACIONAL DE LOS SÍNTOMAS PROSTÁTICOS

Esta es una agrupación y evaluación de la intensidad de los diferentes síntomas prostáticos, elaborada por la Asociación Americana de Urología (AUA) y la comunidad internacional. La escala es muy práctica y útil, para cualquier individuo que presente síntomas urinarios, por hipertrofia benigna de la próstata HPB o por cáncer, ya que los síntomas son comunes, cuando el cáncer se encuentra localmente avanzado. El escor o índice está basado en la respuesta individual de cada síntoma de acuerdo con la intensidad o grado de severidad. A cada síntoma, se le da un valor de 0_5. El escor oscila entre 0 y 35. Un escor de 10, sugiere síntomas leves, un escor de 10-20 sugiere síntomas moderados y un escor de más de 20, sugiere síntomas severos, lo que requiere consulta médica.

Anote su respuesta a la derecha en la tabla siguiente				
Ninguna	Menos Mitad	Mitad	Más De Mitad	Siempre
0 – 1	2	3	4	5

SÍNTOMA	ESCOR						TOTAL
VACIAMIENTO INCOMPLETO - En las ultimas 4 semanas, cuantas veces ha tenido la sensación de que la vejiga no queda vacía después de orinar	0	1	2	3	4	5	
FRECUENCIA - Cuantas veces le toca volver a orinar en menos de 2 horas.	0	1	2	3	4	5	
NOCTURIA - Cuantas veces se levanta a orinar durante la noche.	0	1	2	3	4	5	
URGENCIA - Cuantas veces se moja antes de llegar al urinal o sanitario.	0	1	2	3	4	5	
INTERRUPCIÓN - Cuantas veces se le interrumpe el chorro y se reinicia nuevamente.	0	1	2	3	4	5	
PUJO-ESFUERZO - Cuantas veces tiene que esforzarse o pujar para orinar.	0	1	2	3	4	5	
CHORRO DELGADO Y DÉBIL - Cuantas veces ha notado que el chorro es débil y delgado.	0	1	2	3	4	5	
ESCOR es igual a los totales de las respuestas							

CALIDAD DE SU VIDA

Si tuviera que pasar el resto de su vida con su afección urinaria tal como está ahora, ¿cómo se sentiría al respecto? [] Bien [] Satisfecho [] No Muy Bien [] Insatisfecho [] Terrible

11
ESTADO DEL TUMOR

Una vez que la biopsia confirma el diagnóstico de cáncer, el paso a seguir es evaluar la condición o estado del tumor. No solo ayuda a seleccionar el tratamiento apropiado, sino también permite estimar el pronóstico de la enfermedad.

Además del tacto rectal, el conocimiento del PSA y el Gleason escore, se obtienen pruebas complementarias como radiografía de tórax, TAC del abdomen y pelvis, ESCANOGRAFÍA ÓSEA y otros, si se considera necesario.

El tacto digital rectal (TRD) por sí solo, no es capaz de distinguir penetración microscópica a la capsula (envoltura de la próstata) o tampoco, mínima invasión del tumor por fuera de la próstata, sobre todo si la próstata es normal en tamaño y consistencia.

A pesar del esfuerzo que se hace por evaluar el tumor, ninguno de los exámenes ordenados es 100 % preciso. Pueden ocurrir resultados falsos positivos o falsos negativos. Un test puede indicar metástasis y en realidad no la hay. Igualmente puede ocurrir con un resultado negativo. En términos generales, la presentación inicial del tumor puede ser:

- ➤ LOCALIZADO: El tumor aparece estrictamente localizado dentro de la próstata.
- ➤ LOCALMENTE AVANZADO: El tumor invade a la capsula y hay infiltración microscópica o macroscópica alrededor de la próstata.
- ➤ TUMOR METASTASICO: El tumor invade los órganos vecinos a la próstata o cualquier órgano distante del cuerpo.

El estado, correlaciona con el progreso del tumor. Cuanto más bajo es el estado, más es el chance de que el tumor no está avanzado y viceversa.

ESTUDIOS COMPLEMENTARIOS - ULTRASONIDO

El ultrasonido es un equipo con un transductor rectal. El transductor emite ondas sonoras que alcanzan los tejidos o los órganos adonde se dirigen. Las ondas se reflejan produciendo un ECO que regresa o se refleja al transductor. Cuando el transductor se introduce en el recto y las ondas entran a la próstata, a través de una computadora, la imagen del eco se reproduce (ECOGRAMA) mostrando la imagen de la próstata la cual se proyecta en la pantalla del equipo.

El equipo no genera rayos X. Es muy útil para determinar el volumen o tamaño de la próstata, pero no es útil para obtener o definir una buena imagen de un tumor dentro de la próstata y menos para distinguir invasión microscópica a la capsula. Sin embargo, puede sugerir agrandamiento o invasión del tumor a las glándulas seminales.

CUANDO SE EMPLEA EL ULTRASONIDO.

El ultrasonido es irremplazable como guía para obtener la biopsia y para posicionar o implantar las semillas radioactivas en la próstata cuando se selecciona este tratamiento (BRAQUITERAPIA).

TOMOGRAFÍA AXIAL COMPUTARIZADA - TAC

El TAC es un equipo circular que toma radiografía en series o cortes, separados por distancias en milímetros. Con la ayuda de computadora, se reproduce una imagen tridimensional del área radiografiada. Es de gran ayuda para delimitar la próstata y los tejidos alrededor de la próstata, incluyendo la apariencia de los ganglios regionales. Se requiere que el recto (área terminal del colon) esté limpio. Antes de hacer el estudio, se inyecta medio de contraste en la vena y también se pone medio de contraste en el recto.

El TAC no discrimina con claridad, lesiones muy pequeñas de menos de cinco milímetros, por lo tanto, en ocasiones puede dar resultados falsos negativos. Igualmente, tampoco discrimina muy bien, lesiones dentro de la próstata sobre todo si son pequeñas.

CUANDO SE EMPLEA EL TAC

Anteriormente cuando no existía el PSA, el TAC se hacía de rutina principalmente para detectar ganglios metastaticos. Hoy en día, si el PSA está por debajo de 20 ng/ml, muchos médicos no ordenan el TAC, porque el chance de diseminación del cáncer a los ganglios regionales no es más del 1%. Otros factores influyen en hacer el TAC para determinar el estado del tumor. El TAC es absolutamente necesario hacerlo, para planear el tratamiento curativo del cáncer, cuando se emplea la radiación externa.

RESONANCIA MAGNÉTICA

Lo mismo que el TAC, la resonancia magnética se emplea para detectar lesiones en los tejidos alrededor de la próstata y en los ganglios regionales. El equipo no genera rayos x, sino que usa un campo magnético fuerte para producir con la ayuda de computadora, imágenes tridimensionales del área estudiada. Además, no se necesita preparación para hacer el estudio. La resonancia tiene algunas restricciones y es poca la ventaja sobre el TAC.

RESONANCIA MAGNÉTICA ENDORECTAL

Con el mismo equipo se introduce un transductor en el recto, y se toman imágenes de la próstata. El contraste de los tejidos se aumenta y es posible detectar lesiones intraprostaticas con invasión a la capsula de la próstata. El estudio tampoco es preciso, y resultados falsos ocurren. Se necesita experiencia de parte del radiólogo en la interpretación. En general, la resonancia magnética es más cara y se ordena menos que el TAC.

CUANDO SE EMPLEA LA RESONANCIA MAGNÉTICA.

La indicación es la misma del TAC. No hay necesidad de ordenar el estudio, si el PSA está por debajo de 20 ng/ml, aparte que los resultados pueden ser falso negativo o falso positivo, es decir, una lesión diagnosticada como cáncer, termina siendo no cáncer o viceversa.

ESCANOGRAFÍA ÓSEA

La escanografía ósea se emplea para detectar si el cáncer se ha diseminado a los huesos. Como indicamos anteriormente, el cáncer de la próstata tiene la tendencia a diseminarse con mucha más frecuencia a los huesos que a tejidos blandos a excepción de los ganglios regionales. Se inyecta una pequeña cantidad de material radioactivo (isotopo) que genera o emite radiación. El isotopo se distribuye en la sangre y parte se acumula en áreas donde existe un defecto o daño en el hueso.

El equipo capta el defecto como un área activa o "caliente "en el hueso. El estudio, no produce resultados precisos, sobre todo, cuando solamente aparece un solo defecto en el hueso.

Resultados falsos negativo o falso positivo, se aprecian en 3% de las veces requiriendo estudios adicionales como TAC o Resonancia magnética.

En situaciones críticas, se recomienda hacer biopsia del área para aclarar el origen del defecto. La historia clínica en estos casos es muy importante.

CUANDO SE ORDENA LA ESCANOGRAFÍA ÓSEA.

Si el individuo tiene un cáncer agresivo, (GLEASON por encima de 7) y un PSA entre 10 y 20 ng/ml, muchos doctores ordenan la ESCANOGRAFÍA ósea, aun cuando el individuo carezca de síntomas. Si el PSA no es más de 10 ng/ml y el individuo no tiene síntomas, la escanografía no se justifica. Si el PSA está por encima de 20 ng/ml, la ESCANOGRAFÍA se justifica, no importa el grado del Gleason escor. Las estadísticas muestran que, de 1000 pacientes, 39% presentan una ESCANOGRAFÍA ósea anormal, pero solo 3% representan metástasis.

CLASIFICACIÓN DE LOS ESTADOS DEL TUMOR

Existen varios sistemas de clasificar el estado del cáncer de la próstata, pero el más común y mundialmente usado, es el sistema TNM del comité del cáncer americano conocido como AJCC. **T** indica o se refiere al tamaño del tumor primario. Se emplea la letra T más una letra o numero de 0-4. **N** indica presencia o no de metástasis a los ganglios regionales. **M** diseminación o metástasis del cáncer a otros órganos. Otra forma de describir la condición del tumor es agrupándolo en estados. Se refiere a la presentación clínica y se clasifica como estado 1-4:

T0: Indica no hay evidencia de tumor en la próstata.

T1: Tumor no palpable, al tacto rectal, ni visible con estudios imagenológicos, por lo tanto, confinado a la próstata. Se demuestra su existencia cuando se hace cirugía en la próstata por problemas benignos, o cuando se hace biopsia de la próstata porque el PSA está elevado. Se subclasifica en tres categorías:
T1a: Hallazgo incidental. Tumor presente en 5 % del tejido extraído.
T1b: Hallazgo incidental. Tumor presente en más del 5% del tejido extraído.
T1c: Tumor diagnosticado cuando se hace biopsia, porque el PSA está elevado. N: se conoce el estado de los ganglios.

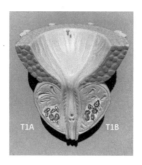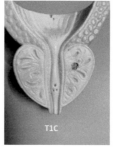

Estado T1A, T1B y T1C

T2: Presencia de tumor palpable solo dentro de la próstata Se subclasifica en tres categorías
T2a: tumor presente en la mitad de un lóbulo en un lado de la próstata.
T2b: Tumor presente en más de la mitad de un lóbulo o el lóbulo entero.
T2c: Tumor presente en dos lóbulos.

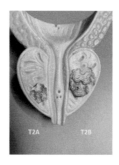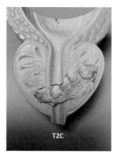

Estado T2A, T2B y T2C

T3: El tumor ha penetrado la capsula y ha invadido las glándulas seminales. Se subclasifica en dos categorías:

T3a El tumor ha penetrado la capsula en uno o ambos lados de la próstata.

T3b: El tumor se ha extendido a las glándulas seminales.

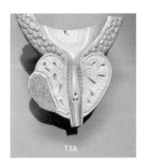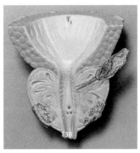

Estado T3a y T3B

T4: El tumor es grande y la próstata aparece fija al tacto rectal. El tumor invade órganos vecinos como la vejiga, el recto, el esfínter externo etc.

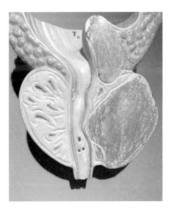

Estado T4

GANGLIOS O NÓDULOS LINFÁTICOS

Los ganglios se designan con la letra N. Los ganglios ayudan a atrapar células cancerosas que se escapan de la próstata. Los ganglios cerca de la próstata dentro de la pelvis, se asignan ganglios regionales. Las condiciones son:

- ➤ **NX**: La condición del ganglio no se puede evaluar.
- ➤ **N0**: No hay evidencia de cáncer en los ganglios.
- ➤ **N1**: El tumor ha infiltrado ganglios regionales.
- ➤ **M**: Cuando el tumor se ha diseminado a órganos distantes, se agrega la letra M, que equivale a metástasis.

El estadio clínico falla en un 20-30%. No es preciso en los estados tempranos como ya anotamos, pero la experiencia ha demostrado que un PSA menos de 10, un Gleason de 6 o menos y un DRE normal, la probabilidad es bien alta, de que el tumor permanece confinado a la próstata. T1-T2, se consideran un estado temprano del tumor, manejable con cualquier forma de tratamiento como veremos más adelante.

RIESGOS DE PROGRESIÓN DEL TUMOR

El estado clínico del tumor, sumado al Gleason escor y a los niveles del PSA en la sangre, permite sugerir el comportamiento del tumor, y clasificarlo de acuerdo con el riesgo de diseminación.

RIESGO	GLEASON	PSA	ESTADO
BAJO	6 o menos	10 o menos	T1 – T2
INTERMEDIO	7	10 – 20	T1 – T2
ALTO	8 – 10	mas de 20	T1 – T2

ESTADO PATOLÓGICO

El estado patológico solo se aplica o se conoce cuando el individuo es operado de acuerdo con los hallazgos y condición del tumor, después de la operación.

12
TRATAMIENTO

El tratamiento del cáncer de la próstata ha mejorado significativamente en los últimos anos, gracias a los avances técnicos en la administración de la radiación, al mejoramiento y refinamiento de la cirugía, al aumento en el conocimiento biológico o comportamiento del tumor y a la adición de otras opciones, para controlar la enfermedad. Una de las fortunas del cáncer de la próstata, es que existen varias modalidades curativas de tratamiento, condición que raramente se presenta en otros cánceres o tumores malignos.

Ya anotamos que la mayoría de los tumores de la próstata crecen lentamente, permitiendo al médico y al individuo afectado investigar consultar y aprender, las diferentes modalidades de tratamiento disponibles, sin temor a que el tumor se propague o disemine, durante el tiempo que le tome educarse. Lo más probable es que el tumor tenga un tiempo largo de haberse iniciado.

El tratamiento se basa en una serie de factores que tienen que ver con la EDAD, la presentación o ESTADO DEL TUMOR, el grado de diferenciación o GLEASON ESCOR, los niveles del PSA, presencia de enfermedades crónicas o concomitantes y preferencias personales del individuo. Sin embargo, el hecho de existir varias formas diferentes de tratamiento a escoger es motivo de confusión y frustración para el individuo y familiares.

Una vez que se empape de los efectos secundarios y consecuencia de las diferentes opciones de tratamiento, junto con los síntomas y complicaciones potenciales que puedan ocurrir, usted notara que la efectividad de los tratamientos, no se basa tanto en la curabilidad, sino en los efectos secundarios que pueden afectar su ritmo y estilo de vida. No es fácil comparar un tratamiento entre uno y otro, en cuanto a cura o sobrevivencia, porque toma largo tiempo en conocerse los resultados y en el intervalo, muchas otras calamidades pueden ocurrir o desarrollarse. Antes de seleccionar la opción apropiada, debe considerar:

> **Cuál es su estado de salud, el estado del tumor, el Gleason y PSA.**
> **Cuál es el tratamiento que mejor se ajusta a su edad y condiciones personales.**
> **Cuáles son las ventajas y desventajas de cada tratamiento.**
> **Cuáles son los efectos secundarios y complicaciones que pueden ocurrir**
> **Son estas complicaciones temporarias o permanentes.**

> **Que probabilidad existe que necesite tratamiento adicional**
> **Cuál es el porcentaje de cura y muy importante, además, debe considerar la experiencia del médico que lo va a tratar.**

Cuanto más conocimiento o más información obtenga, más fácil se le facilita seleccionar la opción de tratamiento. No todas las opciones son aplicables a un individuo.

Esto indica que el tratamiento cualquiera que sea debe ser individualizado de acuerdo con las circunstancias que rodean al individuo y a sus preferencias personales. Es mandatorio que el medico al frente del caso, le explique al individuo afectado, ¡A CALZÓN QUITADO! todas las ventajas, desventajas o efectos secundarios del tratamiento.

Como hay varias modalidades, (ver tabla) es conveniente, más bien necesario, que el individuo escuche directamente, la opinión de los otros especialistas, que, en la mayoría de las veces, se reduce a cirugía o radiación. Lo importante es que la persona se entere bien de los efectos secundarios inmediatos y a largo plazo, que puedan afectarle su calidad de vida restante. En esta forma, el individuo puede seleccionar la opción de tratamiento más apropiada para su situación personal. Un dato que puede influir en la selección de la opción de tratamiento es tener en cuenta los riesgos de curabilidad y desimanación del tumor.

MALIGNIDAD Y CARACTERÍSTICAS DE RIESGO DEL TUMOR

El estado y características del tumor, principalmente el Gleason escore y los niveles del PSA, permite agruparlo de acuerdo con el riesgo de malignidad y desimanación. Los chances de desimanación de un tumor de bajo riesgo, toma de 10 a 15 años en muchos casos.

Un tratamiento RADICAL se aplica, cuando la meta o la intención es la cura o erradicación completa del tumor. Cuando el tumor esta localmente avanzado, la opción de tratamiento curativo se reduce. Un tratamiento PALIATIVO se emplea, cuando el tumor se encuentra muy avanzado o se ha diseminado a otras partes del cuerpo. En estos casos, la intención del tratamiento es retrasar o arrestar el progreso del tumor y o aliviar síntomas por el tiempo más prolongado posible.

OPCIONES DE TRATAMIENTO

En varias situaciones, dos y hasta tres modalidades se combinan como tratamiento definitivo. Las opciones mas importantes de tratamiento para cáncer de la próstata son:

> OBSERVACIÓN O TRATAMIENTO EXPECTANTE
> CIRUGÍA
> RADIACIÓN EXTERNA
> RADIACIÓN INTERSTICIAL O BRAQUITERAPIA
> CRIOTERAPIA. -CONGELACIÓN
> ULTRASÓNICO-CALENTAMIENTO

- ➤ RESECCIÓN TRANSURETRAL
- ➤ TRATAMIENTO HORMONAL

OBSERVACIÓN Y TRATAMIENTO EXPECTANTE

¡NO HAY VIDA QUE ESCAPE A LA MUERTE una afirmación sin argumento o controversia! Esta indiscutible verdad, junto con otros factores, se toma en cuenta para confrontar el cáncer de la próstata con una conducta muy conservativa: NO TRATAMIENTO. Un tratamiento radical cuando el final de la vida está cerca no tiene justificación, sobre todo cuando los años de vida que quedan son pocos.

Antes de la introducción del test sanguíneo PSA, no existía ningún método para diagnosticar el cáncer de la próstata en un estadio temprano. Como resultado, cerca del 80% de los individuos se presentaban con un tumor avanzado. Por lo regular, se le extirpaban los testículos, y después el tratamiento consistía en tratar los síntomas que se iban desarrollando, a medida que el tumor progresaba. El resto de los pacientes (20%) si eran candidatos para una operación, se les hacía PROSTATECTOMÍA. En ese entonces, la cirugía se tenía como el mejor y único tratamiento curativo.

La RADIOTERAPIA apenas estaba surgiendo como una alternativa igual o tan aplicable como la cirugía. Igualmente, cuando el individuo se le encontraba un tumor operable, pero no era un buen candidato para la cirugía por padecer de enfermedades mórbidas concomitantes, o si el individuo ya estaba muy cerca al final de su ciclo de vida en la tierra, (muerte) el individuo no se trataba agresivamente. Solo se le trataba al momento que el tumor progresaba o le causaba síntomas. Prácticamente era una conducta expectante pero forzada por las circunstancias descritas.

Hoy en día, con el conocimiento adquirido sobre el comportamiento biológico del tumor, por los efectos secundarios que pueden ocurrir con cualquiera del tratamiento aplicable y por algunos otros factores, se ha establecido una conducta algo similar, en una categoría de pacientes asintomáticos, con un tumor tratable o curable al momento del diagnóstico. Esta conducta o MANEJO EXPECTANTE puede ser PASIVA o ACTIVA.

EN QUE SE BASA LA CONDUCTA

- ➤ Se sabe que el cáncer de la próstata es una enfermedad de la vida media y que la ocurrencia se incrementa con el avance en edad.
- ➤ La mayoría del cáncer prostático no presenta peligro inmediato a la vida, y cerca del 75 %, tiene un curso o progreso lento que puede tomar años.
- ➤ En edad avanzada, muchos individuos con cáncer tienen, además, enfermedades crónicas sobre todo enfermedades cardiovasculares.
- ➤ Focos de cáncer se detectan en 30 % de individuos asintomáticos
- ➤ Muchos de estos focos de cáncer escasamente progresan o toman largo tiempo en hacerlo.

➤ El tratamiento del cáncer prostático cualquiera que sea, tiene efectos secundarios que pueden perturbar la calidad de vida restante del individuo.

➤ Por último, se tiene en cuenta que la vida es limitada y tiene un final inevitable.

La conducta se justifica en cierto grupo de pacientes, pero no deja de existir controversia cuando se les propone indiscriminadamente a individuos de cualquier edad. La idea principal es evitar los síntomas potenciales que pueden ocurrir con cualquiera de los tratamientos disponibles. A la persona se le explican todos estos factores punto por punto y se le da opción de tratarse o no tratarse, o posponer el tratamiento.

MANEJO EXPECTANTE PASIVO (MEP)

Consiste en no adoptar ninguna forma de tratamiento, para evitar los efectos secundarios. En este caso, el individuo se le explica las diferentes opciones de tratamiento. El médico le explica, pero el individuo toma la decisión libremente o por sí mismo, de no optar por ninguna clase de tratamiento.

La persona mantiene la esperanza que el tumor no va a progresar en el futuro inmediato, y que puede morir de cualquier causa, antes que el tumor progrese o le cause problemas. Si más tarde el individuo cambia de idea y desea tratarse, se evalúa nuevamente y si el tumor todavía es tratable o curable, es posible que se le ofrezca tratamiento. Lo más probable es que el tumor este avanzado y los chances de cura ya no existan.

De hecho, esta conducta no es recomendable, en individuos con más de 10-15 años de vida por delante, ni en individuos con un tumor de alta malignidad (Gleason 8-9-10). Estos tumores se diseminan en corto tiempo y es preferible adoptar tratamiento sin mucha demora y no esperar a que el tumor se disemine y le cause síntomas que pueden ser peores que los que le pueden causar el tratamiento. En esta conducta, el individuo no está sometido a un régimen de control periódico.

MANEJO EXPECTANTE ACTIVO (MEA) –VIGILANCIA

Esta conducta, es otra forma de confrontar el cáncer prostático en estado incipiente, en un estado clínico curable, o en un estado algo más avanzado, pero todavía confinado a la próstata es decir (T1-T2). Al individuo se le aconseja o se le propone, no tratarse inmediatamente, para evitar los síntomas secundarios que le puede causar el tratamiento.

La persona es consciente del diagnóstico y de hecho sabe que debe someterse a una vigilancia o chequeos de control que incluye exámenes periódicos con tacto rectal, PSA y biopsia de la próstata, en periodos de tiempo determinados. La idea es detectar si hay signos de progreso del tumor, en cuyo caso se procede a tratamiento en el acto. Los proponentes de esta conducta la han expandido a individuos de cualquier edad, con la creencia de que el cáncer es curable a cualquier momento que se detecte progreso del tumor.

A QUIEN SE RECOMIENDA LA CONDUCTA MEA

A individuos de cualquier edad, pero principalmente aquellos individuos con edad por encima de los 75 años o con una vida expectante de no más de 10 años, y con un tumor de bajo riesgo es decir Gleason escore no mayor de 6, un PSA no mayor de 10 y un volumen del tumor no mas del 50% en la muestra de la biopsia. En pacientes jóvenes, la vida expectante no debe ser mas de 20 años. En el grupo de individuos de edad relativamente avanzada, la conducta es justificable, y aceptada por gran parte del cuerpo médico. En pacientes más jóvenes y con tumores de riesgo intermedio, gran parte del cuerpo médico prefiere iniciar tratamiento al momento del diagnóstico.

VENTAJA DE LA CONDUCTA EXPECTANTE MEA.

En el caso de tumor INCIPIENTE O LATENTE, la controversia entre tratar inmediatamente y no tratar y seguir el curso del tumor, no hay mucha controversia entre los médicos. Se trata de un tumor de milímetros de tamaño, por lo que no hay porque precipitarse a tomar una decisión en el acto. El individuo continúa su vida normal y se evita los indeseables efectos secundarios del tratamiento. Sin embargo, a pesar de que es cierto que muchos de estos tumores latentes, no alcanzan a progresar clínicamente durante la vida de la persona, es aconsejable hacerle ver al individuo, que nadie está seguro del potencial biológico del foco de cáncer. No hay manera de distinguir cuál de estos tumores, es fatal. En una forma u otra, la conducta impone riesgo aun cuando no mayor.

Anteriormente cuando el test PSA se empleaba como método de diagnóstico precoz, (escrinin), casi todos los pacientes con un PSA por encima de lo normal, se les hacía biopsia, seguido de tratamiento, si la biopsia era positiva. Muchos médicos alegan que la mayoría de esos tratamientos fueron innecesarios. De ahí el termino de TRATAMIENTO EXCESIVO o SOBRE TRATAMIENTO.

En cuanto a otros estados del tumor, (T1-T2) y también con relación a la edad, la conducta expectante activa (MEA), presenta mucha controversia entre el cuerpo médico. Esperar a que el tumor progrese y solo entonces, optar por tratamiento, se justica solo en el grupo de individuos antes mencionados.

La justificación de esta conducta en individuos relativamente jóvenes es que se evitan los efectos secundarios del tratamiento, tales como la impotencia o incontinencia urinaria, que pueden ser permanentes particularmente si se hace cirugía, y, además, la calidad de vida del individuo permanece igual o sin disturbio por tiempo indeterminado. Básicamente, en esta conducta, se cree o se espera que el tumor no progrese y si lo hace, tome largo tiempo en hacerlo. Para ese entonces, el individuo pueda que este cerca al final de su vida. Sin embargo, no se puede negar que se expone al individuo, a sufrir y morir de cáncer, particularmente a individuos jóvenes.

El paciente que se incline por esta conducta, debe decírsele firmemente que no hay médico que le asegure que el cáncer no va a progresar o que va a tomar largo tiempo en hacerlo. También hay que hacerle ver, que no debe basarse simplemente en estadísticas, o en la comparación de la sobrevivencia con la opción de tratamiento, sino que debe basarse en su propio criterio y deseos. En varios estudios, la comparación de los resultados entre tratar y no tratar favorece a los individuos que se les hace tratamiento.

JUSTIFICACIÓN DE LA CONDUCTA MEA.

Para el grupo de pacientes con una edad de 75 años y un tumor de bajo riesgo, la conducta MEA es aceptada por la gran mayoría del cuerpo médico. El individuo la puede adoptar con confidencia, sabiendo que los años de su vida están en la etapa final. Se evita los posibles efectos secundarios si se somete a tratamiento y también ahorra gastos monetarios que pueden ser altos. Además, la angustia de saber que tiene un cáncer es menor y disminuye a medida que el tiempo va pasando.

Después de los 80 años el hombre no le interesa tanto, cuanto tiempo le queda por vivir, sino vivir en bienestar y tener una muerte digna sin sufrimiento. En individuos más jóvenes, la conducta MEA, no es aceptada por gran parte del cuerpo médico. LA CONTROVERSIA toca varios puntos: No se conoce con certitud, la biología o comportamiento del tumor. El estadio del tumor no es exacto o preciso, inclusive el Gleason escor varia. Es más alto de lo que se aprecia en la biopsia, en un gran porcentaje de individuos. Los resultados a largo plazo no son muy claros y la comparación de la sobrevivencia entre individuos tratados y no tratados también tiene inconvenientes porque la mayoría de los artículos y estudios publicados en tal respecto, indican mayor larga vida con tratamiento. En realidad, no importa lo que las estadísticas muestren, porque se expone al individuo a un juego de probabilidades que, si no le es favorable, puede perder la oportunidad de ser curado del cáncer o de ser tratado en condiciones óptimas. ¡La CONDUCTA MEA, tampoco está exenta de EFECTOS SECUNDARIOS! No hay un acuerdo general, de cómo vigilar o como seguir al paciente.

El individuo es sometido (se somete) a múltiples exámenes y visitas médicas de acuerdo con el plan delineado por la institución o por el medico al frente del caso. Los chequeos frecuentes, la repetición del test PSA cada 3-6 meses, tacto rectal cada vez que va al médico, nuevamente biopsia cada 12-24 meses, no solo constituye distracción o inconvenientes a la rutina diaria de la vida y a la ocupación de la persona, sino lo mantiene en constante recordatorio que tiene un cáncer, con la posibilidad que no solo puede acortar su vida, sino causarle sufrimiento.

La preocupación o ansiedad pude ser inevitable y hasta intolerable para algunos individuos. La biopsia depende como se haga, con anestesia o sedación, puede ser una experiencia dolorosa o no agradable, aparte que también tiene complicaciones, aun cuando mínimas, de infección y sangrado o hemorragia. Los gastos monetarios a la larga son altos.

En contraposición, también hay que considerar, que no todas las veces, el tratamiento radical ya sea cirugía o radiación infringe al individuo, efectos secundarios permanentes. Igualmente, hay que tener en cuenta que la patología o el Gleason escor, aun cuando proporciona cierta indicación de como el tumor va a comportarse, los hallazgos en pacientes operados, en un moderado porcentaje, se encuentra más alto de lo reportado en la biopsia.

Los años de vida de una persona joven, tampoco son tan predictibles. No es lo mismo tener un cáncer a la edad de 75-80 años, que a la edad de 60-65 años. No hay duda de que existan algunos pacientes jóvenes (menos de 75) que se les recomienda la conducta MEA, pero no necesariamente porque va a librarse completamente de síntomas y va a tener una mejor y larga vida. La recomendación de escoger la conducta MEA en esta fase de la vida, en realidad no es del médico sino del individuo mismo, y tampoco debe basarse enteramente en la comparación de sobrevivencia, con otras opciones de tratamiento. EL INDIVIDUO DEBE SABER LO QUE SE SABE Y LO QUE NO SE SABE y dejar que el decida.

COMPARACIÓN DE MEA CON TRATAMIENTO.

Son pocos los estudios comparativos entre grupos de pacientes, tratados con cirugía o radiación, y pacientes no tratados siguiendo la conducta MEA. A 10 años, la diferencia es poca, aun cuando el beneficio en varios aspectos es mejor en los pacientes tratados. Como la conducta es relativamente nueva, no es mucho lo que se sabe de resultados más allá de 10 años.

Por otro aspecto, la sobrevivencia en el tratamiento del cáncer no es exacta y menos en el cáncer de la próstata, donde la gran mayoría de las veces, el tumor tiene un curso prolongado. Un T1, por ejemplo, puede tomar 1-5 años en progresar.

Es posible que cada cáncer desde su iniciación posea una individualidad o característica intrínseca o biológica que lo hace diferente en su comportamiento. Por lo tanto, la comparación de los resultados entre una modalidad de tratamiento con otra nunca es precisa.

13

CIRUGÍA

La cirugía ha sido por mucho tiempo, el tratamiento tradicional del cáncer de la próstata. El mejoramiento de las otras modalidades que se emplean en el tratamiento del cáncer de la próstata ha cambiado la opción de la cirugía, de ser el mejor tratamiento o el tratamiento estándar de la enfermedad.

La operación se le conoce como PROSTATECTOMÍA RADICAL, en la cual la próstata entera es removida, juntamente con las glándulas seminales, los conductos deferentes y ganglios regionales si estos aparecen sospechosos de estar invadidos por cáncer. La operación es curativa cuando el tumor está confinado estrictamente a la próstata, es decir T1-T2.

VENTAJAS Y DESVENTAJAS DE LA OPERACIÓN

La principal ventaja de la cirugía es que, si el tumor no ha traspasado la envoltura de la próstata, la operación es curativa casi el cien por ciento. Una de las desventajas, es que, en algunas ocasiones, el tumor ha invadido o traspasado la envoltura de la próstata (capsula), requiriendo tratamiento adicional, generalmente con radiación, para evitar recurrencia del tumor. Esto sucede porque previo a la operación, no hay ningún método que asegure 100% que el tumor está estrictamente localizado en la próstata.

Cerca del 20-30 % de las próstatas examinadas después de la cirugía, se encuentra invasión a la capsula o infiltración microscópica alrededor de la próstata. Otra desventaja es que la operación tiene efectos secundarios a largo plazo y también complicaciones potenciales, que afectan la calidad de la vida restante del individuo, algunas en forma temporaria y otras en forma permanente.

COMPLICACIONES QUE PUEDEN OCURRIR

Muchas de las complicaciones que se presentan con la cirugía de la próstata, pueden también ocurrir, en cualquier otro tipo de operación. Hoy en día, estas complicaciones han disminuido, debido a los avances médicos y técnicos que se han obtenido a través de los anos.

- **INFECCIÓN**: Puede ocurrir en la piel, en la orina o en el campo operatorio formando un absceso. Se trata con antibióticos y drenaje si es el caso.

- **HEMORRAGIA**: Puede ocurrir durante la operación. Anteriormente, la operación sangraba bastante, pero hoy en día esta complicación ha mejorado con los refinamientos quirúrgicos. En toda prostatectomía radical, se debe mantener sangre disponible.

- **LESIÓN EN EL RECTO:** Por su estrecha proximidad a la próstata, el recto en raras ocasiones puede ser lesionado, necesitando colostomía, si la lesión es grande. Igualmente, otros órganos internos, pueden ser lesionados, como un vaso sanguíneo, vejiga, etc. Necesitando ser reparados. En raras ocasiones, estas lesiones se observan, después que la operación se ha completado. El individuo tiene que volver a la sala de operación nuevamente para ser re-operado y reparar la lesión.

- **TROMBOSIS VENOSA:** Este es un coagulo de sangre que obstruye una vena generalmente de las piernas. Se trata con anticoagulantes para adelgazar la sangre. En ocasiones el coagulo puede viajar al pulmón, ocasionando una embolia pulmonar, que puede ser fatal.

- **LINFOCELE:** Consiste en la acumulación de linfa en los tejidos próximos a la próstata. Esto ocurre principalmente si un ganglio es removido. Se trata con drenaje.

- **NEUMONÍA:** Ocurre como en cualquier otra operación. Se trata con antibióticos.

- **ATAQUE CARDIACO - INSUFICIENCIA CARDIACA:** Puede presentarse en cualquier tipo de operación sobre todo si el individuo sufre de enfermedad cardiaca. Un infarto puede causar la muerte.

COMPLICACIONES A LARGO PLAZO

- **INCONTINENCIA URINARIA:** Esta es una complicación bochornosa, que ocurre prácticamente, a todos los individuos, inmediatamente después de la operación, y persiste en un alto porcentaje. El individuo pierde el control de la orina quedando con un goteo de orina que puede ser mínimo o abundante. El goteo puede mejorarse después de cierto tiempo, pero en muchos individuos no se mejora. Se alivia con medicaciones, pero el individuo tiene que usar panales lo cual no deja ser un inconveniente. También puede corregirse con una operación.

- **IMPOTENCIA:** Si los nervios que van al pene son eliminados, el individuo queda impotente. Quiere decir que el individuo no tiene una erección capaz de ejecutar el acto sexual. Aun cuando los nervios no son sacrificados, muchos individuos caen en impotencia. Otros factores pueden influenciar la causa de la impotencia, especialmente la edad. Se trata con drogas (Viagra, levitra, cialis) y también con medidas locales. Vale mencionar también, que en raras ocasiones puede ocurrir injuria a los esfínteres anal, causando incontinencia fecal.

ESTRECHEZ URETRAL

La uretra es dividida durante la operación. Posteriormente al sanar, puede formarse una cicatriz intraluminal causando estrechez. La estrechez causa disturbio al flujo de la orina Se alivia con dilatación, pasando un tubo generalmente metálico por el pene hasta traspasar la estrechez, o también removiendo la cicatriz.

HERNIA INGUINAL Ocurre cuando una porción de intestino se desliza al escroto causando la hernia. Esta es una complicación muy rara que se corrige con operación.

Existen otras condiciones que pueden presentarse :

➤ ACORTAMIENTO DEL PENE es un efecto bastante común. Generalmente, el pene retorna al tamaño normal como al año después de la operación. No hay tratamiento si el acortamiento persiste, pero tampoco es notable, ni afecta el acto sexual.

➤ ORGASMO DOLOROSO es otra complicación no común y breve que puede presentarse al inicio del acto sexual. El dolor puede ser bastante pertúrbante, pero no es permanente.

➤ ORGASMO SECO La eliminación de los conductos deferentes, es parte de la operación. Los conductos llevan el líquido con los espermatozoides producidos en los testículos, que van a unirse al líquido seminal. El orgasmo no cambia, pero no hay eyaculación por lo que el individuo queda estéril.

QUIEN ES CANDIDATO PARA PROSTATECTOMÍA

Varios factores hay que considerar antes de recomendar si el individuo es apto para la cirugía La EDAD es lo mas importante. Si la persona no tiene por lo menos 10-15 años de vida por delante, no es recomendarle someterlo a una operación como la prostatectomía que puede causarle y dejarle efectos secundarios por el resto de su vida.

Como ya hemos notado, el tumor puede tomar largo tiempo sin progresar, o sin causarle síntomas locales. La mayoría de los cirujanos, no recomiendan prostatectomía radical después de los 70 años, salvo en casos especiales.

Igualmente, si el individuo padece de enfermedades crónicas especialmente cardiacas, renales o pulmonares, la cirugía es menos recomendable. No solo se aumenta el riesgo de complicaciones durante y después de la cirugía, sino hasta la muerte puede ocurrir. También, una marcada obesidad, es a veces un factor detergente. Si el GLEASON escor es alto entre 8-10, algunos cirujanos recomiendan otro tipo de tratamiento como la radiación externa. La operación se hace con anestesia general o anestesia espinal.

PREPARACIÓN PARA LA CIRUGÍA

En toda operación mayor, la persona tiene que ser evaluada medicamente, una o dos semanas antes.

Además del examen general, se hacen estudios complementarios, como examen de sangre, radiografía de tórax, exámenes cardiacos y otros si es necesario. La idea es detectar cualquier condición médica, que pueda causar problemas con la operación. Todas las drogas que puedan causar sangrado, como las drogas antiinflamatorias no esteroidales, la aspirina, plavix, ibuprofeno etc. Estas drogas se suspenden por lo menos, una semana antes. Es necesario que el medico se entere, que medicaciones no prescritos, el individuo toma. La vitamina E, por ejemplo, puede causar hemorragia.

TIPOS DE PROSTATECTOMÍA RADICAL

Existen varias técnicas de ejecutar la operación. El cirujano selecciona la técnica más a su gusto. Cada modalidad, tiene ventajas y desventajas específicas. También tienen algunas diferencias en los efectos secundarios. Debe tenerse en cuenta que la experiencia del cirujano es importante. Las técnicas más empleadas incluyen:

- ➢ Prostatectomía radical retropúbica (PRR)
- ➢ Prostatectomía radical perineal (PRP)
- ➢ Prostatectomía laparoscópica
- ➢ Prostatectomía robótica

PROSTATECTOMÍA RADICAL RETROPÚBICA

La próstata está situada detrás del hueso púbico El pubis es el hueso que se palpa en la parte inferior del abdomen. La mayoría de las prostatectomías, se hacen con esta técnica.

Se hace una incisión en la pared anterior del abdomen, desde el ombligo hasta el hueso púbico. Los músculos abdominales no se cortan sino se separan. Se extirpa la glándula prostática en su totalidad, juntamente con las glándulas seminales, los conductos deferentes, una porción del cuello de la vejiga urinaria y los ganglios cerca de la próstata que aparezcan sospechosos de contener cáncer. Igualmente se sacrifican los haces nerviosos que llevan la energía al pene, si el tumor está muy cerca o en la vecindad del nervio. Durante el procedimiento, la uretra (conducto que conduce la orina) se divide y al final se anastomosa o reconecta nuevamente. Todo el contenido se envía al médico patólogo, para que lo examine bajo el microscopio y determine si el tumor ha invadido la capsula o ha escapado fuera de la próstata. Cuando los ganglios aparecen sospechosos, el cirujano primero extirpa un ganglio y solicita un examen patológico inmediato (frozen section). Si el ganglio o ganglios contienen cáncer, la operación generalmente se suspende.

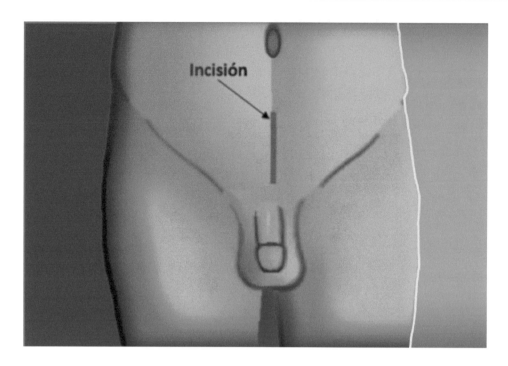

Prostatectomía Radical Retropúbica

Las estadísticas indican que si los ganglios están invadidos (metástasis), la extirpación de la próstata no produce la cura del cáncer. Lo más probable, es que ya haya células cancerosas circulando en la sangre, alojadas en alguna parte del cuerpo. Una vez que el cáncer se disemina a otras partes del cuerpo, la erradicación del cáncer, no se puede obtener.

Después de la operación, el individuo se deja con una sonda o catéter que se introduce por la punta del pene a la vejiga urinaria, y se mantiene por 7-14 días para ayudar la cicatrización de los tejidos y garantizar la integridad de la uretra, lo que facilita la eliminación de orina. Igualmente se insertan tubos de caucho flexibles en la fosa prostática o espacio quirúrgico a través de la piel, para drenar el líquido que normalmente se acumula y prevenir infección. Estos tubos se remueven 2-3 días más tarde. Si el cirujano uso suturas metálicas, estas se remueven generalmente en 5-10 días. La operación toma de 2-3 horas. Al individuo se le da de alta (se envía a la casa) en pocos días.

PROSTATECTOMÍA RADICAL PERINEAL

En vez de hacer la incisión o entrar por la pared abdominal, se entra por el área perineal haciendo una incisión circular. El perineo es el área entre el escroto y el ano. Con esta técnica, la visualización del cuello de la vejiga y de la uretra es mejor, pero los haces nerviosos, lo mismo que los vasos sanguíneos, no son tan fácil de identificar. Otro inconveniente con esta técnica es que los ganglios próximos a la próstata, son menos visibles y si aparecen sospechosos de contener cáncer, hay que hacer una incisión abdominal para removerlos. La ventaja de esta técnica sobre la prostatectomía radical retropúbica es que el periodo de recuperación es más corto, y los síntomas postoperatorios son menores. Originalmente, la PRP, fue la primera técnica empleada para remover la próstata.

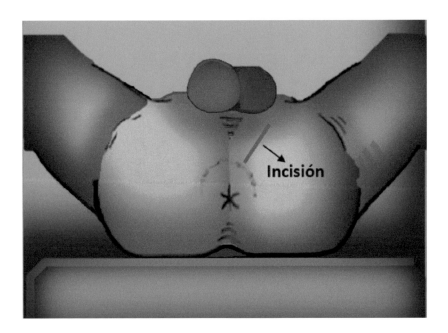

Prostatectomía Radical Perineal

PROSTATECTOMÍA RADICAL LAPAROSCÓPICA.

Esta es una técnica relativamente nueva y no muy popular, principalmente porque no todos los cirujanos urólogos, han adquirido suficiente experiencia en el procedimiento. El abdomen se infla con gas (CO_2), para separar la pared abdominal de los órganos internos. Se entra por la pared abdominal, pero en vez de hacer una sola incisión larga como se hace en la PRR, se hacen varias incisiones pequeñas, por donde se introduce el LAPAROSCÓPIO y otros instrumentos complementarios para remover la próstata.

El laparoscópico es un tubo delgado y largo, con una punta cortante y una luz, que permite al cirujano, visualización directa de la próstata. La ventaja de esta técnica es que hay menos pérdida de sangre, hay menos síntomas de dolor y el periodo de recuperación es más corto, comparado con la PRR. Sin embargo, la operación toma más tiempo y los resultados no son tan conocidos, como los resultados de la PRR.

PROSTATECTOMÍA ROBÓTICA

Esta es una técnica refinada de la prostatectomía laparoscópica, y es todavía menos invasiva. El cirujano se sienta enfrente de un robot en una mesa adyacente a la mesa quirúrgica. El robot está equipado con tres brazos que el cirujano puede mover y controlar alrededor de la próstata, con más facilidad y rapidez, que con el laparoscópico. Esto permite, visualización tridimensional de la próstata. La visualización tridimensional, produce una imagen más amplia de la próstata, y el cirujano queda con más libertad en las manos. Además, el cirujano suprime el tremor (movimiento) que naturalmente se tiene en las manos. Esta técnica está tomando auge, pero el robot es bastante caro, y solo pocos hospitales cuentan con la capacidad económica para adquirirlo. Por otro lado, los resultados a largo plazo, poco se conocen.

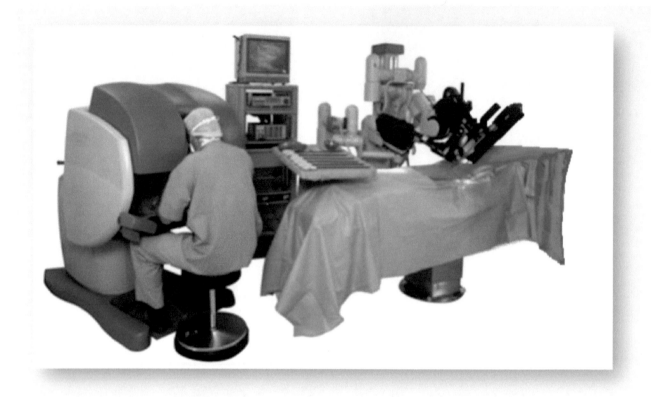

Operación prostatectomía robótica

PRESERVACIÓN DE LOS HAZES NERVIOSOS

Los hazes nerviosos llevan la energía al pene y estimulan la erección. Los nervios pasan a cada lado de la próstata. Una refinación de la prostatectomía radical es la preservación de los nervios, para conservar la erección del pene y evitar la impotencia. Durante la prostatectomía radical, especialmente la PRR. El cirujano palpa los haces nerviosos y si no aparecen infiltrados por cáncer, el cirujano no los remueve.

14

RADIACIÓN

Ninguna rama de la medicina ha progresado tanto como la radiología. El avance incluye no solo la parte diagnostica sino también la parte terapéutica o radioterapia. En el tratamiento del cáncer, la radioterapia tiene una aplicación más amplia que la cirugía.

Se emplea como tratamiento primario y en combinación con cirugía y quimioterapia en muchos tumores, ya sea pre o postoperatoriamente. También se emplea en casi todos los estados avanzados del cáncer, para arrestar o aliviar los síntomas causados por el tumor principalmente dolor.

En el tratamiento del cáncer prostático, la radiación se emplea en el estado temprano y en cada fase o estado del curso del tumor. La curabilidad es igual a la cirugía, y causa menos efectos secundarios.

Con la fabricación de nuevos y más modernos equipos, han surgido mejores técnicas de tratamiento, permitiendo aumentar la dosis de radiación a la próstata, con mejor protección a los tejidos normales alrededor de la próstata obteniéndose menos efectos secundarios.

QUE ES LA RADIACIÓN

La radiación es una potente energía, similar a la energía que produce la televisión, la luz o la radio, pero con la específica propiedad de penetrar, ionizar o alterar la materia, causando daño o disfunción y muerte a la célula.

COMO ACTÚA LA RADIACIÓN

Toda la materia está formada de diminutos elementos llamados átomos. El átomo está compuesto de un núcleo central que contiene partículas subatómicas llamadas protones y neutrones. Alrededor del núcleo, orbitan partículas aún más pequeñas llamadas electrones. Cuando la radiación penetra la materia, causa desequilibrio al desalojar electrones de las orbitas de los átomos.

Los tejidos o materia orgánica están formados por células. Una célula contiene millones de átomos. Todas las células tienen un área central o núcleo donde se encuentra el material genético o **ácido deoxidoribonucleico abreviado** (DNA), el cual es responsable de la división celular.

Directa o indirectamente, la radiación causa (infringe) daño al DNA, causando a la larga muerte a la célula. La célula se divide por un proceso llamado MITOSIS. El tiempo entre la división y la muerte de la célula se conoce como CICLO CELULAR. La radiación produce cambios directos en la estructura del DNA y cuando le corresponde el turno a la célula en dividirse, el daño infringido por la radiación, le impide hacerlo y la célula muere.

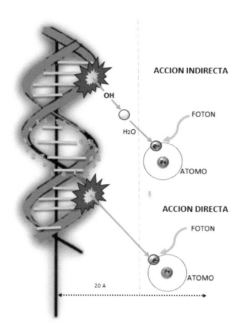

Directa o Indirecta Daño al DNA

La radiación también causa daño indirecto a la célula. Como la célula contiene abundante agua, la radiación reacciona con el agua formando compuestos químicos llamados RADICALES. Estos radicales son tóxicos a la célula.

A través de estos dos eventos, es como la radiación destruye el tejido canceroso. El CICLO de la célula varía de acuerdo con el tipo de tejido del organismo. Cuanto más corto es el ciclo, más sensitivo o rápido se aprecia el daño a la célula y menos radiación se necesita para destruir el tumor. Sin embargo, los tumores contienen células con diferentes ciclos, por tal motivo los tratamientos con radiación son fraccionados y aplicados en sucesivas cesiones. Las células normales también son afectadas por la radiación, pero además de ser capaces de reparar el daño al DNA, las células normales reciben menos radiación que las células tumorales. Esto se debe a que la radiación se dirige al tumor por diferentes ángulos o puertas de entradas, aparte que, además, también se protegen con bloques especiales.

TIPOS DE RADIACIÓN

En términos generales, existen dos tipos de radiación: RADIACIÓN EXTERNA O TELE RADIACIÓN, que se origina de equipos manufacturados por el hombre y también de elementos radioactivos (radiación gama en el cáncer de la próstata). La radiación externa es simplemente un haz de energía como la luz, con o sin ninguna partícula detectable que viaja en el aire como una honda. Se le da el nombre de FOTÓN.

RADIACIÓN DE PARTÍCULAS

El haz de radiación contiene partículas, que pueden ser electrones, protones o neutrones. Estas partículas actúan directamente con los átomos de los tejidos. Cuando la radiación se aplica o posiciona directamente al tumor o a los tejidos, se le da el nombre de BRAQUITERAPIA, que en esencia significa tratamiento a corta distancia.

EQUIPOS GENERADORES DE RADIACIÓN

Existen diferentes equipos que generan la radiación. Desde el descubrimiento de la radiación hasta la fecha, se han manufacturados diferentes clases de equipos para el tratamiento del cáncer, pero el equipo que más se emplea hoy en día es el ACELERADOR LINEAL. El nombre se conforma a la técnica de generar los rayos X. Los aceleradores se distinguen por la potencia o intensidad de la radiación que generan, por la forma de administrar la radiación y por el acondicionamiento interno que disponen. Para tal efecto, la radiación se concentra o se dirige al tumor, por diferentes campos o puertas de entrada.

La próstata a pesar de estar localizada en la mitad de la pelvis y rodeada por la vejiga urinaria por delante y el recto por detrás, es un órgano bastante accesible a la radiación especialmente con las técnicas modernas.

TÉCNICAS DE ADMINISTRACIÓN

Por anos, el tratamiento con radiación externa a la próstata era fácil de planear porque consistía en 4 campos o puertas de entrada, debido a la limitación de los equipos de radiación que existían. Sin embargo, la protección a los tejidos normales alrededor de la próstata era difícil de obtener, pero no muy efectivamente. Los efectos secundarios, prácticamente eran inevitables, y por lo mismo, la dosis de radiación era limitada, resultando cierto porcentaje de morbilidad y de incurabilidad. Con los equipos modernos, las puertas de entradas al tumor como ya anotamos pueden ser múltiples, pero ajustadas a la forma del tumor, obteniéndose gran protección a los órganos vecinos. La técnica convencional que se ha venido usando antes de la manufacturación de aceleradores con colimadores de múltiples barras.

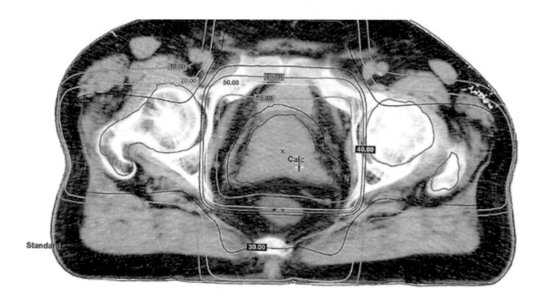

Técnica de Radiation Convencional

TÉCNICA CONFORMAL O TRIDIMENSIONAL

Esta técnica es la que más se emplea hoy en día para la mejor protección de los tejidos normales. Es posible, gracias a la introducción de las computadoras y a los equipos de TAC juntamente con los sistemas de colimación de múltiples barras. Inicialmente, se toma un TAC del área del tumor en la posición que el individuo se va a tratar. La imagen se exporta a una computadora donde se proyectan o se trazan las puertas de entrada de la radiación conformándose a la anatomía o forma del tumor. Con esta técnica, la dosis al tumor es más precisa, y se facilita mejor protección al recto y vejiga urinaria, permitiendo aumentar la dosis de radiación a la próstata.

TÉCNICA IMRT

IMRT es un refinamiento de la técnica conformal. No solo la radiación se ajusta a la anatomía o contorno del tumor, sino permite bloquear o disminuir la intensidad de la radiación en cualquier ángulo o puerta de entrada al área del tumor, aun estando la radiación en progreso. Esto se obtiene porque las barras del colimador se pueden retractar o proyectar moviéndose hacia dentro o hacia afuera, controladas por una computadora. Como resultado, se puede bloquear o disminuir selectivamente la radiación a ciertas áreas de entrada y salida de la radiación. Los tejidos vecinos son protegidos más eficientemente y se puede depositar dosis aún más alta al tumor, sin causar aumento más bien disminución de los síntomas causados por la radiación. La cantidad de radiación que cada órgano o tejido recibe se demuestra en un HISTOGRAMA, que se denomina VDH (Volumen Dosis Histograma).

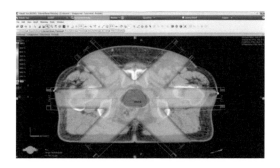

Técnica de Radiation Conformal

RAPIC ARC

Con esta técnica, la radiación se administra con el acelerador moviéndose como el trazo de un arco. Es una forma más rápida de administrar la radiación con la técnica IMRT. El equipo acelerador viene acondicionado para emplear esta forma de tratamiento.

CYBER KNIFE RADIACIÓN ROBÓTICA

Este es un acelerador lineal montado en el Brazo De Un Robot. Se puede hacer Radiocirugía Stereotactica. Con este equipo, la próstata se puede tratar con altas dosis de radiación disminuyendo el tiempo del tratamiento a menos de dos semanas.

IGRT

La abreviación indica radiación guiada a la imagen de la próstata. No es realmente una técnica diferente, sino se refiere a equipo aceleradores acondicionados con otros adendos que permiten localizar y verificar la posición de la próstata durante el tiempo de la radiación. Estas maniobras se requieren a veces porque la próstata no está fija dentro de la pelvis, particularmente si la vejiga y el recto están llenos, causándole cierto desplazamiento. También es posible que la próstata, se mueva con la respiración.

SIMULACIÓN

Previo a la administración de la radiación a la próstata, se requiere una preparación estricta y cuidadosa. Se sigue una serie de pasos que se conoce como SIMULACIÓN. El éxito del tratamiento y parte de los efectos secundarios depende mucho de la forma como se planea el tratamiento y el cuidado que se tenga en la aplicación diaria de la radiación.

Como la próstata no está siempre fija, muchas veces, antes de iniciar la simulación, se le ponen puntos metálicos a la próstata, que sirven como marcas para proyectar o visualizar su posición sucesivamente durante el tiempo que tome el tratamiento. La posición del paciente en el cuarto de simulación se reproduce exactamente en el salón de tratamiento.

Si usted requiere tratamiento por cáncer de la próstata, debe elegir un centro con aceleradores lineales modernos, pero aún más importante, es el conocimiento y experiencia del médico tratante y su grupo de asistentes.

VENTAJAS DE LA RADIACIÓN

La radiación es invisible y no causa dolor. Solo toma minutos o segundos cuando se administra diariamente. No se requiere admitir al individuo al hospital y le permite continuar sus actividades normales, a menos que desarrolle síntomas locales en el área bajo tratamiento, los cuales se pueden controlar.

La curabilidad del cáncer de la próstata es comparable con la cirugía. No hay manera de hacer una comparación exacta entre las dos modalidades, por la diversidad entre pacientes y porque los resultados solo se saben a largo plazo.

La radiación tiene una aplicación más amplia que la cirugía, no solo en los estados tempranos del tumor sino en pacientes con riesgos quirúrgicos por enfermedades crónicas concomitantes.

Un tratamiento radical o curativo puede durar ocho semanas o menos. La sesión o tratamiento diario, solo toma minutos. Por otro lado, si se emplea la BRAQUITERAPIA, todo el tiempo del tratamiento es cuestión de horas.

EFECTOS SECUNDARIOS

Los efectos secundarios causados por la radiación externa son de esperarse. Sin embargo, dependen en parte de la técnica empleada. Con la técnica convencional, los síntomas son prácticamente inevitables, pero no siempre ocurren. El tamaño de la próstata y la inclusión de los ganglios regionales es otro factor, porque se aumenta el área a tratar y mas tejido normal se irradia

SÍNTOMAS INTESTINALES

Diarrea, tenesmo y ocasionalmente dolor rectal, pueden ocurrir a partir de la segunda semana de tratamiento. Se controlan con dieta y medicación. Complicaciones crónicas en menos de 5 % de individuos son raras hoy en día, cuando se emplea la técnica conformal/o IMRT. Ocasionalmente, algunos pacientes presentan sangre sin dolor en las deposiciones, similar a lo que ocurre con hemorroides internas. Puede persistir por pocos días, una vez concluye el tratamiento.

PROBLEMAS URINARIOS

Urgencia, frecuencia y NOCTURIA e irritación, puede presentarse en algunos pacientes durante el tratamiento, Esto ocurre porque parte de la vejiga urinaria queda incluida en el campo de irradiación. La irritación puede ser causa de infección y de sangre al orinar. Estos síntomas si se presentan, se alivian con medicación y mejoran cuando se completa el tratamiento. Serias complicaciones raramente persisten. Una complicación tardía es la estrechez de la uretra que se presenta casi siempre en pacientes que han sido anteriormente manipulados quirúrgicamente por hipertrofia benigna de la próstata.

IMPOTENCIA

Este es una molestia o secuela tardía que ocurre 1-2 años o menos después de finalizado el tratamiento en un porcentaje de individuos. Es probable que la impotencia en pacientes tratados con radiación tenga algo que ver también con la edad, medicaciones y estado emocional. Enfermedades crónicas como diabetes, son también causa de impotencia. La mayoría de estos pacientes están por encima de los 65 años. En pacientes más jóvenes, la impotencia es mucho menos frecuente.

CONCLUSIÓN

La radiación tiene la propiedad de tratar lesiones en la piel, debajo de la piel y tumores profundos en el cuerpo. La cantidad necesaria para destruir un tumor, en muchas situaciones está limitada por la tolerancia a la radiación de los tejidos normales en los órganos alrededor del tumor.

La dosis curativa en el cáncer de la próstata se ha escalado durante los últimos 20 años, gracias a la facturación de modernos y eficientes equipos y a los avances tecnológicos, principalmente, la integración de las computadoras en los planes de tratamiento. La radiación tiene una aplicación más amplia que cualquier otra modalidad de tratamiento en el cáncer de la próstata. Una ventaja sobre cirugía es que puede destruir o curar el tumor, sin someterse a una operación.

Anteriormente, la radiación se media en una unidad conocida coma RAD. Esta unidad ha sido cambiada por la unidad Grey. Un Grey equivale a 100 RAD o 100 centiGrey. La dosis RADICAL estándar para el tratamiento del cáncer de la próstata oscila entre 70.2 Grey y hasta 90.1 Grey. Generalmente se da en fracciones de 1.8 Grey diarios excepto sábados, domingos y algunos días feriados. Cada fracción toma minutos en administrarla. La dosis equivalente puede variar de acuerdo con el equipo que se emplea y a la modificación del plan de tratamiento basado en el juicio del Radio Oncólogo.

En los tumores de Alto Riesgo se acostumbra a combinar el tratamiento radical con tratamiento hormonal por 26-28 meses.

15

BRAQUITERAPIA

Braquiterapia simplemente denota tratamiento con radiación a corta distancia, un término adoptado del idioma griego. Radiación externa o teleterapia, implica que la Radiación se origina de equipos de rayos, manufacturados por el hombre, como los Aceleradores lineales y también de algunos elementos radioactivos. En el caso de Braquiterapia, la radiación se origina de elementos radioactivos, que se aplican directamente al tumor

Un elemento radioactivo emite radiación constantemente, porque el núcleo del átomo contiene exceso de energía y continuamente la expulsa hasta alcanzar equilibrio. Esto es debido a que hay una desproporción entre el número de protones y neutrones contenidos en el núcleo. Estos elementos se conocen también como isotopos radioactivos o átomos inestables.

Una vez que el núcleo elimina el exceso de energía, el átomo se convierte en un átomo inerte o estable. Los elementos radioactivos, existen naturalmente desde que la tierra se formó, como el Uranio. Algunos pocos han sido producidos por el hombre en Ciclotrones.

Difieren por la intensidad o potencia de la energía que emiten, y por el tiempo que toman en expulsar la energía. Esto último se conoce como VIDA MEDIA, lo cual indica que el, 50 % de la energía que contienen, se elimina o degrada siempre, en un determinado tiempo fijo, el cual nunca cambia.

La braquiterapia puede usarse como terapia única o combinada con radiación externa en el cáncer de la próstata. Es el tratamiento ideal y más preciso, para tratar el cáncer de la próstata siempre y cuando, se reúnan los requisitos necesarios para administrarla, principalmente que el tumor este confinado a la próstata, es decir T1-T2. El procedimiento toma 45 a 60 minutos y se hace con la guía de un equipo de ultrasonido.

CONFORMACIÓN DE LOS ISOTOPOS RADIOACTIVOS

Los isotopos radioactivos se conforman en diferentes formas. Vienen en tubos, agujas, semillas, en montaduras especiales o moldes y en forma líquida. Los elementos de vida media corta y de baja potencia, se pueden aplicar directamente a un tumor. Una vez que la energía se agota, pueden permanecer en los tejidos de por vida, pero ya sin emitir radiación. De ahí el nombre de IMPLANTE PERMANENTE

Los elementos con una vida media larga o con una energía alta o potente, también se pueden aplicar directamente al tumor, pero se retiran cuando han emitido la dosis de radiación planeada. Un implante con estos elementos se califica como IMPLANTE TEMPORARIO.

ELEMENTOS QUE MÁS SE EMPLEAN EN EL CÁNCER PROSTÁTICO

La cantidad de un isótropo radioactivo, se mide en MILICURIES (mCi). La energía o potencia se mide en electrón voltio (ev). Kev indica mil ev. Una semilla de Yodo-125 de 5 milicuries, por ejemplo, cada 60 días, la mitad de la energía que contiene se degrada a 2. 5 milicuries. En otros 60 días, a 1.25 milicuries y así sucesivamente hasta quedar inerte, lo cual toma de 8 -10 meses. El Iridium-192, aun cuando la vida media es similar al Yodo-125, se emplea solamente en implantes temporarios, por tener una alta energía,e irradia tejidos mas allá de lo deseado.

Estos isótropos vienen contenidos o envueltos en un material metálico de titanio, el cual no es rechazado por el cuerpo y es compatible con resonancia magnética, si se requiere hacer este estudio más tarde. El tamaño del isótopo viene reducido a milímetros, de ahí el nombre de semillas.

No existe ninguna diferencia entre las semillas, en cuanto a efectividad y resultados. El tipo de semilla que se emplea es preferencia del médico.

Isótopo	Vida Media (días)	Energía (Kev)
Yodo-125	60.0	27.4
Paladio-103	17.0	21
Cesium-131	9.7	30.4
Iridium-192	73.8	380

ESTUDIO VOLUMÉTRICO PRE-IMPLANTE

El tamaño de la próstata se puede calcular ligeramente con el tacto rectal. Sin embargo, es necesario saber el tamaño exacto y conocer la imagen y volumen de la próstata antes de proceder hacer el implante. Esto se hace con un equipo de ultrasonido, que permite reconstruir una imagen tridimensional de la próstata. El médico y un físico médico, con la ayuda de computadoras, usan el volumen para determinar el número, la potencia y distribución de las semillas radioactivas necesarias, para tratar la próstata, en su totalidad.

El estudio volumétrico toma como 30 minutos, y se puede hacer días antes o minutos antes de hacer el implante en la sala quirúrgica. El individuo se prepara similarmente como cuando se hace biopsia, y no es necesario emplear anestesia. El recto debe estar limpio de materias fecales.

QUIEN ES APTO PARA BRAQUITERAPIA

Como modalidad única (monoterapia), no todos los individuos son candidatos para braquiterapia. Si el volumen de la próstata es más de 50 cc, el implante se dificulta, porque puede haber interferencia con el hueso púbico para implantar las semillas. El agrandamiento de la próstata es debido a la hipertrofia prostática (HPB) y no por el tamaño del cáncer.

Para disminuir el volumen de la próstata, si el tamaño esta aumentado, se aplica una hormona agónica (HLHL) 3 meses antes del implante. Generalmente el volumen de la próstata reduce del 25-40 % el tamaño. Si esto no ocurre, o si el individuo tiene síntomas prostáticos severos, es preferible tratarlo con cirugía o radiación externa, porque los síntomas urinarios pueden persistir o agravarse con el implante.

Cuando el GLEASON es de 8-10 y el PSA pasa de 20, es preferible que el individuo se trate con radiación externa y terapia hormonal, porque lo más probable es que el tumor haya infiltrado la capsula. (tumor de alto riesgo). Si el individuo ha tenido previamente cirugía en la próstata por problemas benignos, como resección tras-uretral, el implante no es recomendable.

Una obesidad excesiva (mórbida) puede presentar problema para ejecutar el implante. La Braquiterapia también se emplea combinada con radiación externa, particularmente en tumores de riesgo intermedio.

PREPARACIÓN PARA EL IMPLANTE

Aun cuando no se hace cirugía, el individuo se prepara en forma similar, ya que la mayoría de las veces, el procedimiento se hace con anestesia general. Se recomienda una dieta de poco residuo 24 horas antes del implante. El recto debe estar limpio con enemas, 12 horas antes. Se hace un examen de sangre (hemograma), radiografía de tórax y EKG, para asegurarse de las condiciones óptimas del individuo. Se suspenden todas las drogas que puedan causar sangrado o hemorragia. No se debe tomar líquidos ni comer, desde la media noche del día antes del implante.

TIPOS DE IMPLANTE

El implante con semillas de Yodo, Polonio y Cesio, se catalogan como implantes de BAJA DOSIS. La radiación se libera lentamente y toma meses en degradarse. El tratamiento con Iridium-192, aunque tiene casi la misma vida media del Yodo, la intensidad de la energía es mucho más alta. El implante se cataloga como de ALTA DOSIS y casi siempre se combina con un curso de radiación externa. Este implante requiere hospitalizar al individuo. Este tipo de implante tiene muy pocas ventajas, con relación al implante de baja dosis. El isótopo se remueve, una vez que se alcanza la dosis planeada.

TÉCNICA DEL IMPLANTE

Generalmente, el implante se hace con anestesia general, con la guía de un equipo de ultrasonido.

Puede hacerse también con anestesia raquídea e inclusive local. En el momento antes o inmediatamente después del implante, se aplica un antibiótico para prevenir infección. Se introduce una sonda en la uretra a la vejiga urinaria.

La próstata se localiza con un transductor intrarectal. La imagen de la próstata se proyecta en la pantalla del ultrasonido. Se emplea un sistema de estabilización en el cual se monta un templete enfrente del perineo, para dirigir la introducción de agujas huecas especiales dentro de la próstata. Las agujas se posicionan de acuerdo con el plan de distribución volumétrico. Si se emplea un aplicador especial para implantar las semillas conocidas como aplicador de MICK, las semillas vienen montadas en cartuchos y se implantan una por una. Otras veces, las agujas ya vienen cargadas con el número y posición de las semillas en cada aguja, y estas se implantan directamente en la próstata, sin la ayuda del aplicador. Todo el procedimiento es visible en la pantalla del ultrasonido, es decir, el medico tiene el control del procedimiento en todo momento. El implante toma una hora o menos, de acuerdo con la experiencia del médico.

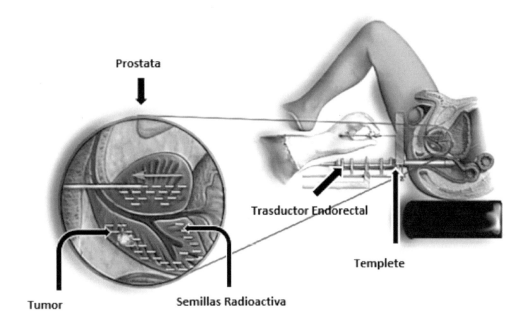

La técnica Braquiterapia

CISTOSCOPIA

Al final del implante, el interior de la vejiga urinaria se inspecciona con un cistoscopio, para asegurarse de que alguna semilla haya caído en la vejiga, y si es del caso removerla. La cistoscopia sirve además para descartar cualquier patología en la vejiga urinaria, especialmente tumor. Después de 2-3 horas, se retira la sonda y si el individuo orina, se envía a su casa. Al individuo se le advierte, no tener estrecho contacto con niños menores o mujeres embarazadas por los 4-5 primeros meses. La relación sexual no se excluye.

EFECTOS SECUNDARIOS DEL PROCEDIMIENTO

Después del implante, es posible sentir un dolor leve como quemazón en el área perineal debajo del escroto. Se puede observar también muestra de sangre en la orina por algunos días, lo mismo que dolor leve al orinar. Urgencia, frecuencia y dolor al orinar, puede ocurrir por 2-4 meses y hasta más tiempo, pero eventualmente estos síntomas se mejoran. Su médico le prescribirá ciertas medicinas específicas para estos síntomas. La mayoría de las veces, el individuo puede resumir sus actividades al día siguiente. Ocasionalmente también puede presentarse sangre en las deposiciones, que mejoran con el tiempo.

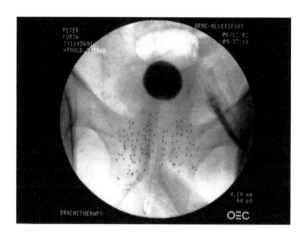

Radiografía del implante

La experiencia del médico es muy importante. Algunas de las complicaciones son debidas en parte, a la técnica del implante. Al igual que la radiación externa, en algunos individuos, impotencia se presenta 1-2 años después, o antes, dependiendo de la edad, pero no está claro si es debida enteramente a la acción directa de la radiación o por otros factores. Ninguna otra modalidad es superior a la braquiterapia en la cura del cáncer de la próstata cuando el tumor está estrictamente confinado dentro de la glándula. Los resultados a largo plazo son iguales a la cirugía. Además, el procedimiento solo toma una hora y los efectos secundarios son menores que otras modalidades.

16

CRIOTERAPIA

La crioterapia es otra forma de tratamiento que se emplea en el cáncer de la próstata. También se conoce como CRIOCIRUGÍA o CRIO ABLACIÓN. Consiste en inducir la muerte del tejido canceroso, enfriándolo a bajas temperaturas, hasta que el tejido se cristalice o congele. Una vez que el tejido es congelado, se recalienta nuevamente. Los cambios que se producen en el tejido ocasionan la muerte de la célula.

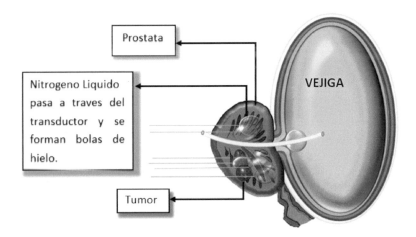

COMO SE HACE LA CONGELACIÓN

La técnica del procedimiento es algo similar a la técnica empleada en el tratamiento de la próstata con semillas radioactivas, aun cuando es algo más laborioso. La preparación y uso del equipo de ultrasonido es la misma.

Primero se introduce en la uretra un catéter especial que se lleva hasta la vejiga. Por este catéter se circula agua a cierta temperatura durante el tiempo que toma el procedimiento, para evitar la congelación de la uretra. La próstata se localiza con un transductor intrarectal.

A través de la piel del perineo se introducen a la próstata agujas especiales o crio transductores, por donde se circula gas de argón. En la punta de las agujas, se forman bolas de hielo, semejantes a bolas de cristal, visibles en la pantalla del ultrasonido. Inmediatamente el tejido se recalienta nuevamente, y una vez más se induce la congelación. Hay que obtener una temperatura mínima de menos -40 grados centígrados. La cristalización o congelación y también el recalentamiento producen cambios químicos y físicos que precipitan la muerte del tejido canceroso.

VENTAJAS DE LA CRIOTERAPIA

El método es efectivo en la destrucción del cáncer, siempre y cuando el tumor este estrictamente localizado dentro de la próstata. (T1-T2). Tiene la ventaja, de que se puede repetir, si se comprueba que el tumor no es completamente eliminado. También se puede aplicar a un individuo que presente recidiva después de haber sido tratado con radiación.

EFECTOS SECUNDARIOS

Se creyó inicialmente que los efectos secundarios serian leves o comparables con la radiación o braquiterapia. Sin embargo, la práctica ha demostrado que la crioterapia puede causar varios efectos secundarios algunos muy serios y permanentes.

- ➢ IMPOTENCIA: Se presenta en 50-95 % de los casos. El individuo es incapaz de sostener erección a menos que use medicación.
- ➢ INCONTINENCIA URINARIA: Ocurre en el 1 al 10 % de los casos. Se pierde el control de orinar. La incontinencia se manifiesta por un goteo con cualquier esfuerzo o puede ser continuo.
- ➢ FISTULA RECTAL: Ocurre en el 1 % de los pacientes. Debido a la proximidad del recto a la pared posterior de la próstata, puede ocurrir perforación al intestino. Materias fecales entran a la uretra y se eliminan por la punta del pene. Muchas veces, la perforación se sana por sí sola, pero otras veces hay que corregirla con cirugía.
- ➢ TAPONAMIENTO DE LA URETRA: El tejido muerto que se va desprendiendo de la próstata, puede ocluir la uretra. Hay que dejar una sonda en la vejiga urinaria por algunas semanas o se recurre a cirugía si es del caso.

QUIEN ES CANDIDATO PARA CRIOTERAPIA

El individuo debe tener una vida expectante de no menos de 10 años, y no preocuparse por mantener o no actividad sexual. El tumor debe estar confinado a la próstata (T1-T2), preferible un tumor de bajo riesgo y la próstata no debe tener un tamaño de más de 50 gramos.

CRIOTERAPIA FOCAL

Este es un refinamiento de la técnica principal. Si se comprueba que el foco de cáncer en la próstata es único y pequeño, algunos urólogos han propuesto tratar solamente el área tumoral, con la idea de evitar en lo posible, los efectos secundarios. Si el tumor aparece más tarde en otra área de la próstata, es factible tratar nuevamente, el área comprometida. Este refinamiento es completamente nuevo, más bien experimental y muy poco se sabe del éxito para ser recomendado.

RESULTADOS Y CONCLUSIÓN

A pesar de que la crioterapia se ensayó hace más de 100 años, solamente en los últimos 20 años, la técnica se ha refinado o mejorado, como para ser considerada, como una opción más de combatir el cáncer de la próstata. Los resultados a largo plazo (10 años o más) son muy pocos y solo unos cuantos urólogos practican el procedimiento. Además, los efectos secundarios son más serios y con más chance a ocurrir que en las otras técnicas empleadas en el tratamiento del cáncer prostático. Para un individuo que quiera evitar una operación mayor como la prostatectomía, o que por algún motivo no quiera tratarse con radiación, la crioterapia puede ser una opción.

17

TRATAMIENTO CON ALTAS TEMPERATURAS

Contrario al tratamiento con crioterapia o congelación, con este método el tumor se recalienta con energía generada por ondas ultrasónicas, a altas temperaturas. Se emplea el mismo equipo de ultrasonido que se usa en el tratamicnto para implantar las semillas radioactivas o por congelación, solo que el transductor intra rectal es algo diferente. Tiene la particularidad de puntualizar y concentrar las ondas ultrasónicas, a cualquier área de la próstata que se elija. El procedimiento es sencillo en su aplicación, ya que no se requiere inserción de agujas en la piel del perineo, como ocurre en el tratamiento con semillas radio activas, o con el método por congelación.

TÉCNICA DEL PROCEDIMIENTO

La preparación para ejecutar el tratamiento es la misma que se requiere para hacer la crioterapia o la braquiterapia. Se emplea anestesia general o raquídea. El recto se limpia de materias fecales con enemas la noche antes y en la mañana del día del procedimiento. Una vez preparado el individuo en la sala de cirugía, se introduce el transductor rectal, se visualiza la próstata, y se crea el plan de tratamiento. El equipo entonces se condiciona a enviar la energía por las ondas ultrasónicas a través del transductor intra-rectal, al área de la próstata seleccionada. En esta forma se obtiene la temperatura deseada, que no debe ser menos de 100 grados centígrados o 212 grados fariengeit.

Área por área, se calienta o cocina la próstata en su totalidad. El procedimiento, toma de 2-4 horas, dependiendo del tamaño de la próstata y el extra-tiempo que tome. En ocasiones, hay que hacer una resección trasuretral de la próstata para evitar bloqueo o taponamiento de la uretra después de completado el procedimiento. Con este fin, algunos urólogos, hacen resección trasuretral (RTU) profiláctica, antes de iniciar el calentamiento. Al individuo de se le pasa una sonda en la vejiga urinaria y se deja por dos o más semanas.

EFECTOS SECUNDARIOS

El procedimiento no está libre de efectos secundarios. Algunos de estos síntomas, pueden ser severos, más de lo que se podría anticipar.

> **EYACULACIÓN RETROGRADA**: Ocurre en el 90% de los casos. El semen se va a la vejiga urinaria y se elimina con la orina, y no durante el orgasmo. Este es un problema serio, porque los individuos aducen que el placer del orgasmo se reduce. Además de que puede ser permanente, no hay tratamiento para remediarlo.

> **IMPOTENCIA**: Falta de erección se presenta en 20-77 % de los casos, según reporte de algunos investigadores. También puede ser permanente.

> **OBSTRUCCIÓN URINARIA**: Ocurre en 10-20 %.

Después del procedimiento, se deja una sonda en la vejiga urinaria por dos semanas para aliviar la dificultad urinaria que queda por la inflamación. Sin embargo, después de remover la sonda, 10-20 % de los casos continúan con dificultad urinaria.

Puede ocurrir hasta un bloqueo por tejido muerto que se va desprendiendo de la próstata. Para evitar este problema, algunos urólogos hacen una resección trasuretral momentos antes de iniciar el procedimiento de calentamiento de la próstata.

18

TRATAMIENTO HORMONAL

Desde muchos años atrás se descubrió que la hormona masculina del hombre TESTOSTERONA, promueve el crecimiento del cáncer de la próstata. En el año 1941 el Dr. Charles Huggins de la Universidad de Chicago, practico ORQUIECTOMÍA (eliminación de los testículos) en un individuo con cáncer de la próstata diseminado, obteniendo una respuesta dramática con alivio del dolor y regresión de muchas de las metástasis óseas.

Desde entonces, la baja de los niveles de testosterona en la sangre se ha mantenido como el mejor tratamiento del cáncer de la próstata metastasico. Sin embargo, aun cuando muchas de las células cancerosas sucumben a la baja de la testosterona, el efecto hormonal se reduce más que todo a detener o demorar el progreso del tumor. Esto afirma, que el tratamiento hormonal a pesar de ser efectivo no es un tratamiento CURATIVO.

Ahora bien, como la vida es limitada, dependiendo de cuantos años de vida le restan a un individuo, y teniendo en cuenta las características biológicas o comportamiento del tumor, la terapia hormonal se puede emplear por si sola como tratamiento primario en algunos casos en que el tumor se encuentra en un estado CURATIVO, es decir en estado T1-T2.

19

SECUELAS DEL TRATAMIENTO

Una vez que se ha completado el tratamiento curativo, lo más importante es mejorar y mantener la calidad de la vida, para seguir viviendo una vida normal en la mejor forma posible. Cualquier malestar o síntoma presente por causa del tratamiento, debe consultar o hacérselo saber a su médico, ya que hay varias medidas a disposición, para remediar y mejorar la sintomatología que pueda persistir por consecuencia del tratamiento. Disfunción sexual, disfunción urinaria y disfunción intestinal, son las áreas más afectadas. Estos órganos o áreas rodean o están relacionados con la próstata.

DISFUNCIÓN SEXUAL

Este es un término relativamente amplio que puede indicar o comprometer varios aspectos de la función sexual:

➢ Falta de interés o deseo por el acto sexual
➢ Falta de erección del pene o impotencia
➢ Dificultad para obtener un orgasmo

El deseo por el acto sexual se conoce como LIBIDO. El único tratamiento que afecta directamente el deseo sexual o que baja la libido, es el tratamiento hormonal, cuando está dirigido a bajar los niveles de testosterona en la sangre. Muy poco puede hacerse para mejorar el deseo sexual, si este es el tratamiento primario seleccionado.

Si la libido está baja y usted no está recibiendo tratamiento hormonal lo más probable es que los niveles de testosterona en la sangre estén por debajo de lo normal. Un simple examen de sangre revela los niveles de testosterona en la sangre. Este examen debe hacerse en las horas de la mañana porque los niveles de testosterona normalmente se bajan en las horas de las tardes. Si los niveles de testosterona están bajos y no se está recibiendo tratamiento hormonal, se procede a elevarlos hasta alcanzar niveles normales, prescribiendo testosterona. Esto casi de inmediato mejora el deseo Sexual.

El tratamiento se puede hacer con testosterona en forma de gel (ANDROGEL O TESTIN) aplicado diariamente a la piel, o también con droga subcutánea (TESTOPEL) insertada por debajo de la piel del musculo glúteo, cada tres o seis meses. Existe controversia en el cuerpo médico con relación a la administración de testosterona en individuos diagnosticados con cáncer de la próstata.

Algunos alegan que, si hay persistencia de células cancerosas después del tratamiento, la administración de testosterona puede estimular el crecimiento de estas células. Otros médicos niegan esa presunción y afirman que cualquier nivel de testosterona en la sangre podría estimular el crecimiento del cáncer, por lo tanto, todo paciente con cáncer de la próstata debería removérsele los testículos después del tratamiento cualquiera que se aplique.

Esta medida en la práctica no es justificable, ya que la mayoría de estos pacientes, tienen niveles normales de testosterona. Por otro lado, ningún estudio ha demostrado que niveles normales de testosterona en la sangre, incita o acelera el cáncer de la próstata.

ESTADO EMOCIONAL - ESTRÉS

La baja de la libido también puede ser debida al estado emocional del individuo como estrés – depresión y también a la administración de ciertas drogas especialmente drogas antihipertensivas. En estos casos, los niveles de testosterona son normales. Si es necesario, se debe consultar a su médico personal para que le cambie las drogas o lo envié a un psiquiatra, o terapista mental.

DISMINUCIÓN DE LA ERECCIÓN – IMPOTENCIA

Este es el problema sexual más común. Es debido a injuria o daño a los nervios y arterias que llevan la energía y la sangre al pene. El individuo puede tener deseo sexual, pero es incapaz de sostener la erección del pene para ejecutar el acto sexual. El tratamiento con cirugía causa impotencia permanente e inmediata, a menos que se preserve uno o los dos nervios que dan la energía al pene. El tratamiento con CRIOTERAPIA Y HIFU también causan impotencia inmediata, aunque en algunos pacientes, la erección puede recuperarse después de cierto tiempo entre uno a dos años. Esto no ocurre con el tratamiento con radiación externa o braquiterapia, aunque después de un largo tiempo un porcentaje de individuos caen también en la impotencia. De acuerdo con el deseo y a la edad del individuo, la impotencia se combate con drogas y algunas medidas locales.

ACTIVACIÓN O REHABILITACIÓN DEL PENE

Existe la asunción en una parte del cuerpo médico que el pene se atrofia, o se daña permanentemente en semanas o meses después de la cirugía, si no se activa, es decir, si no hay erección. Por tal motivo, se recomienda tratamiento aun cuando el individuo carezca de deseo sexual. Esta asunción es algo controversico, pero, de todas maneras, las erecciones provocadas en esta forma pueden ayudar en un futuro, a recobrar la erección normalmente. Las drogas más recomendadas, son las que inhiben la enzima

5 fosfodiesteraza. Esta enzima controla el flujo de sangre al pene. Tres drogas han sido aprobadas por el FDA en Estados Unidos: Sidenafil (Viagra), Vardenafil (Levitra) y Tadalafil (Cialis).

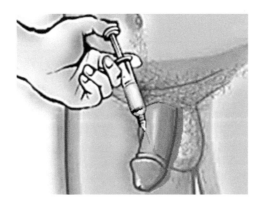

Muy recientemente otra droga (Anadalafil) ha sido aprobada para tomarla 15 minutos antes del acto sexual. Estas drogas no deben tomarse cuando el individuo está tomando nitratos para el Corazón, porque pueden causar una baja de la presión arterial. Otra droga que se emplea para provocar la erección es el APROSTADIL (CAVERJET, EDEX). Existe en inyecciones que se aplican directamente en el pene, o en forma de cartuchos (MUSE) que se inserta en la punta del pene con un aplicador. Cuando las drogas anteriores no funcionan, existe además una droga liquida, bastante efectiva, compuesta de tres sustancias (papaverina, pentolamina y prostaglandil E-1) que se le llama TRIMIX. Todas estas drogas tienen algunos efectos leves que son bien tolerados. Un efecto secundario muy alarmante es el PRIAPISMO en el cual el pene permanece en erección prolongada que puede ser doloroso. En este estado, se requiere tratamiento médico inmediato.

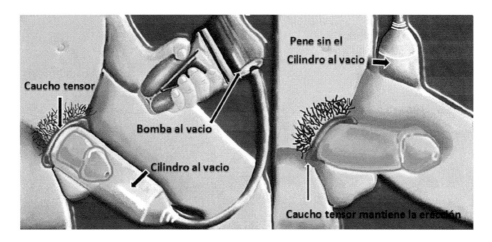

BOMBA DE AIRE AL VACÍO

Este aparato se ha empleado por varios años, para promover la erección del pene. Consiste en un tubo plástico que se ajusta al pene. Opera creando un vacío entre el pene y el tubo al extraer el aire de la cavidad del tubo. Como consecuencia, sangre es atraída al pene creando una erección. Para mantener la sangre en el pene, se coloca una banda de caucho elástico por el tiempo requerido en la base del pene. Al remover el caucho, la sangre evacua del pene. El caucho puede mantenerse en el pene alrededor de 30 minutos.

PRÓTESIS

Cuando las medidas arriba mencionadas fallan, queda la opción de implantar una prótesis directamente en el pene. Para esto, se requiere una operación que dura una a dos horas. Existen dos clases de prótesis. Una opción es una prótesis semirrígida. Consiste en un tubo maleable fijo en el pene. Para ejecutar el acto sexual, el individuo solo tiene que enderezar el pene.

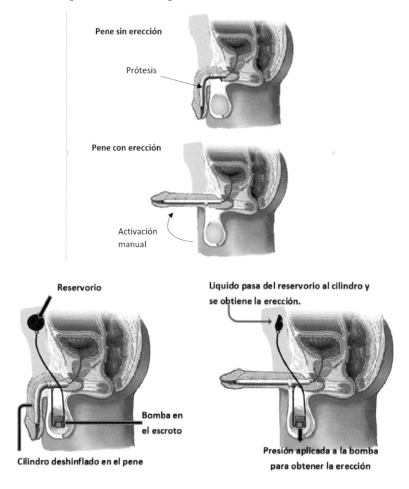

La otra opción es una prótesis inflable que escasamente es notable. El individuo la infla cada vez que quiere ejecutar el acto sexual. Ninguna de las prótesis causa rigidez de la punta del pene, pero eso no impide la penetración y la satisfacción del orgasmo tanto del hombre como a la mujer.

DISFUNCIÓN URINARIA

Esta es una calamidad bastante molestosa. Los síntomas varían desde un chorro débil, lento y nocturia, (orinar varias veces durante la noche) hasta goteo de orina constante u ocasional. Algunas veces la orina se sale o gotea con la tos, cuando hay risa, cuando se bosteza o al levantar cosas pesadas. Esta condición se conoce como INCONTINENCIA POR ESTRÉS. Otra condición también bochornosa, es INCONTINENCIA POR URGENCIA. El individuo siente una necesidad inmediata de orinar, pero escasamente le queda tiempo de ir al baño y se moja.

20
TRATAMIENTO DEL TUMOR LOCALMENTE AVANZADO - T3-T4

Todas las opciones de tratamiento anteriormente descritas son aplicables, cuando el tumor está estrictamente confinado o localizado en la próstata, es decir estado T1-T2 La curabilidad en estos estados se aproxima al 100%. Cuando el tumor progresa y traspasa la capsula o envoltura de la próstata, el tumor se infiltra a los tejidos y órganos vecinos. En estas condiciones se cataloga como un tumor localmente avanzado y se clasifica como estado T3 o T4.

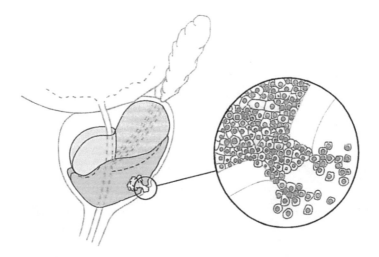

Dependiendo del grado de infiltración, T3 se subdivide en T3a si la infiltración se encuentra en un lado o ambos lados de la próstata. T3b, si la infiltración ocurre además a las glándulas seminales.

T4, es un estado de infiltración todavía más avanzado que puede incluir la vejiga urinaria, el recto, la pared pélvica, los ganglios pélvicos y los esfínteres. Esta presentación del tumor fue bastante común años atrás, antes de la introducción del test sanguíneo PSA. Hoy en día, en los países industrializados solo 15-20 % de los casos se diagnostican inicialmente en este estado. Aun cuando no preciso, el diagnóstico del tumor localmente avanzado se hace en parte a través del tacto digital rectal, cuando la infiltración es palpable y se confirma con la biopsia. En este estado, los estudios imagenológicos como el ultrasonido (US) TAC o MRI, son más eficientes en demostrar el grado de infiltración del tumor.

Un PSA por encima de 20 ng/ml, también sugiere que el tumor está avanzado, aunque no se palpe infiltración tumoral al tacto rectal. Aquí, la escanografía ósea se justifica hacerla para descartar diseminación a distancia (metástasis) a los huesos. Existen varias opciones de tratamiento:

- ➤ TRATAMIENTO EXPECTANTE
- ➤ CIRUGÍA
- ➤ RADIACIÓN
- ➤ BRAQUITERAPIA
- ➤ HORMONAL

TRATAMIENTO EXPECTANTE

El tratamiento expectante que también se le conoce como tratamiento de observación o vigilancia, puede ser pasivo o activo. Esta misma opción que también se emplea en tumores confinados a la próstata, se justifica en individuos de edad avanzada con menos de 10 años de vida por delante, siempre y cuando, el tumor no esté causando síntomas, especialmente si el Gleason es < 7 y el PSA no es mayor de 20. Aunque el tumor esta localmente avanzado, se clasifica como tumor de bajo riesgo.

Sin embargo, si el Gleason escore es alto (8-9-10) y el individuo se le calcula que su vida expectante es corta, inclusive menos de 10 años, se recomienda tratamiento no importa que el individuo carezca de síntomas, porque los tumores con Gleason elevado, (alto riesgo) tienden a progresar y diseminarse rápidamente. El balance entre esperar que la muerte ocurra por cualquier causa, aun cuando el tiempo sea corto, puede ser de gran detrimento, con síntomas locales y a distancia.

CIRUGÍA

La cirugía se emplea muy poco, en los estados avanzados del tumor. Es posible que, en algunos casos no muy avanzados, como T3a, la prostatectomía radical pueda emplearse como una opción de tratamiento. Sin embargo, la opinión de la gran mayoría de urólogos cirujanos y cuerpo médico versados en el manejo del cáncer de la próstata, es que la prostatectomía radical (PR) como tratamiento curativo, no se justifica. La operación implica casi siempre remover los ganglios regionales, lo que hace la resección más extensa.

Es posible también que la infiltración del tumor este más allá del margen quirúrgico. Como consecuencia, recidiva o recurrencia del tumor aparece en meses o en pocos años. En el caso que el tumor por fuera de la próstata sea palpable, tratar de removerlo completamente, se aumenta los chances de injuria al recto y vejiga urinaria. Además, nunca se está seguro de que todas las células cancerosas han sido removidas.

Igualmente, los efectos secundarios previamente descritos, tienen más chances de ocurrir, principalmente impotencia e incontinencia (goteo permanente de orina). Aunque se han reportado series de pacientes curados con cirugía, la operación en sí no asegura curabilidad. Por último, después de la cirugía, se recomienda radiación, tratamiento hormonal o ambos para evitar en lo posible la recidiva del tumor.

A QUIEN SE LE RECOMIENDA CIRUGÍA

Si a un paciente con estado localmente avanzado, se le propone y se decide por cirugía, es porque se ha concluido, que la infiltración del tumor por fuera de la próstata es mínima, es decir estado T3a, aun cuando no hay manera precisa de comprobarlo. El individuo debe tener una vida expectante de más de 10 años, debe estar en buenas condiciones generales y no padecer de condiciones crónicas que puedan complicar los resultados de la operación. Además, el tumor no debe ser de alto riesgo.

RADIACIÓN

La radiación externa es la opción de tratamiento que más se presta para cubrir la extensión regional o infiltración extra prostática del tumor. Si la biopsia muestra penetración de la capsula, pero el tacto rectal es negativo y los exámenes imagenológicos no demuestran infiltración tumoral macroscópica, el tumor es todavía curable con radiación externa. La ventaja de la radiación externa es que puede cubrir en gran parte los márgenes alrededor de la próstata incluyendo los ganglios regionales. Esto último es posible, gracias a los avances técnicos en la administración de la radiación especialmente la técnica tridimensional conformal IMRT.

Con estas técnicas se puede aumentar la dosis de radiación al tumor, manteniendo la dosis de tolerancia al recto y la vejiga urinaria, los dos órganos que enmarcan la próstata por delante y por detrás. Otra ventaja es que con la técnica IMRT, se puede incrementar la dosis en áreas selectas dentro del campo de irradiación. Con el aumento de la dosis de radiación por encima de 70 Gray, o 7000 centígrados empleando la técnica IMRT, se esperan resultados aún mejores, sin que necesariamente, se aumenten los efectos secundarios.

El tratamiento hormonal anti-androgénico en este estado T3a si es del caso, solo se recomienda por corto tiempo o hasta por 28-36 semanas, o por más tiempo si el tumor es de alto riesgo. Varios estudios han demostrado que los resultados son todavía mejores, cuando el tratamiento con radiación externa se combina con tratamiento hormonal ya sea a corto tiempo (6 meses) o por largo tiempo (28-36 meses).

Cuando el tumor está más avanzado (T4), el tumor también se trata con radiación externa y hormonas anti-androgénicas, pero los chances de controlar el tumor permanentemente se disminuyen, ya que se necesitan dosis altas y la tolerancia de los órganos vecinos, vejiga, recto e intestino delgado, quedan comprometidas. La intención de la radiación es más que todo paliativa, para aliviar los síntomas que este causando el tumor.

BRAQUITERAPIA

La radiación expedida (liberada) por las semillas radioactivas que se emplean en el tratamiento del cáncer prostático, solo tiene un alcance de milímetros, por lo tanto, no son efectivas para cubrir infiltración del tumor por fuera de la próstata. En algunos casos especiales, cuando se presume que la infiltración es microscópica o mínima (T3a), el implante con semilla radioactivas se emplea juntamente con la radiación externa, pero solo para aumentar la dosis de radiación dentro de la próstata y poder depositar una dosis tolerable a los tejidos alrededor de la próstata. El tumor microscópico por fuera de la próstata requiere menos dosis de radiación para controlarlo, que la que requiere el tumor primario dentro de la próstata en estas condiciones. Si el implante reúne los requisitos para ser administrado, la combinación de braquiterapia y radiación externa es justificable. El implante puede ser permanente o temporario.

TRATAMIENTO HORMONAL

Casi todos los canceres prostático, son hormono sensitivos o hormono dependientes a la hormona masculina TESTOSTERONA. Esto quiere decir que la presencia de testosterona en la sangre acelera o mantiene el crecimiento del cáncer y viceversa. Eliminando la fuente de producción de testosterona, o bajando los niveles en la sangre a través de drogas, se detiene o se demora el progreso del cáncer por un tiempo indeterminado. Esto se obtiene de dos maneras:

> ➢ Primero removiendo los testículos (ORQUIECTOMÍA).
> ➢ Segundo, con drogas hormonales o análogas, que disminuyen la producción o bloquean la acción de los andrógenos. Esta acción en contra de la testosterona se emplea en casi todas las fases del cáncer prostático, mayormente en combinación con otras modalidades o por si sola.

Las drogas hormonales masculinas como la testosterona y sus derivados, lo mismo que las hormonas producidas por la glándula suprarrenal se catalogan como andrógenos

TRATAMIENTO HORMONAL POR SI SOLO

En ocasiones, el individuo o el médico deciden optar tratamiento exclusivamente con hormonas. Sin embargo, casi todos los estudios conducidos en la práctica demuestran que cuando se combina la radiación con tratamiento hormonal, en estados localmente avanzados del tumor, o cuando se da en pacientes operados en este estado, los resultados son mejores que cuando se emplea radiación o cirugía por si solas.

El único beneficio que se obtiene con el tratamiento hormonal por sí solo es que se evitan los efectos secundarios inmediatos que podrían ocurrir con la radiación y la cirugía ya que el tratamiento hormonal como tratamiento único, no es curativo. Se puede arrestar o demorar el progreso del tumor por un tiempo, pero a la larga, el tumor progresa. La idea es que cuando esto ocurra, el final de la vida este ya bastante cerca. Es importante saber, que el tratamiento hormonal tampoco está libre de efectos secundarios. Los síntomas pueden ser severos.

A QUE INDIVIDUOS SE RECOMIENDA

El tratamiento hormonal por sí solo es justificable en ciertas condiciones especiales, pero antes de optar o decidirse por tratamiento hormonal por sí solo, hay que considerar los siguientes factores:

- ➢ EDAD
- ➢ CARACTERÍSTICAS DEL TUMOR
- ➢ ACTIVIDAD SEXUAL
- ➢ SOBREVIVENCIA
- ➢ EFECTOS SECUNDARIOS

EDAD:

La edad es un factor muy importante. Como anotamos anteriormente, si la vida expectante es menos de 10 años, el tratamiento hormonal por si solo se justifica porque se evita padecer los síntomas que puedan ocurrir con la radiación o la cirugía. Es factible que el individuo muera durante el tiempo previsto, aunque esto no siempre ocurre.

En contraposición, se debe tener en cuenta que con el tratamiento hormonal por sí solo, se renuncia al chance de controlar el cáncer por un largo tiempo, o inclusive permanente en algunos casos, lo que, si es mas posible obtener, si se combina con radiación.

Con la radiación, el tratamiento hormonal se limita a 6 o más meses de acuerdo con el grado y condición del tumor, y no continuamente como ocurriría en el caso de tratamiento hormonal por sí solo.

CARACTERÍSTICAS DEL TUMOR:

Es importante considerar la característica biológica del tumor. Si el tumor es de alto riesgo con un Gleason ESCOR de 8-10 y un PSA por encima de 20 ng/dl, por lo general, el tumor se disemina en corto tiempo y los síntomas pueden gran detrimento, como dolor óseo o invasión a la medula espinal. En estos casos, es aconsejable combinar el tratamiento hormonal con radiación.

ACTIVIDAD SEXUAL:

Si el individuo todavía es sexualmente activo, y desea preservar su actividad sexual, el tratamiento hormonal continuo, elimina el deseo sexual y se cae en impotencia (incapacidad de sostener una erección) casi inmediatamente.

SOBREVIVENCIA:

En cuanto a la sobrevivencia, el individuo se expone a que el cáncer se disemine mas rápidamente y morir de la enfermedad y no de otras causas o vejez. Combinándolo con radiación, el chance de diseminación se reduce.

EFECTOS SECUNDARIOS HORMONAL

El tratamiento hormonal no está libre de efectos secundarios. Algunos de estos síntomas son intolerables y bochornosos, causando disturbios en el estilo de vida del individuo y en el bienestar general.

SÍNTOMAS MÁS COMUNES

- ➤ Oleadas de calor.
- ➤ Ginecomastia.
- ➤ Disminución del deseo sexual.
- ➤ Impotencia o inhabilidad de sostener erección.
- ➤ Osteoporosis con tendencia a fracturas óseas.
- ➤ Aumento del colesterol y lípidos sanguíneos.
- ➤ Aumento de peso.
- ➤ Anemia.
- ➤ Debilidad general.

El síntoma más común, es la oleada de calor, semejante a los síntomas de la menopausia en la mujer. Ocurre entre el 20-70 %

El agrandamiento de los senos (GINECOMASTIA) puede ser significante a veces con dolor, causando pena o bochorno. Este agrandamiento de los senos se puede prevenir, con 3-5 sesiones de radiación a los senos, las cuales deben administrarse antes de iniciar el tratamiento con hormonas. En algunos casos, el individuo requiere operación (mastectomía).

La pérdida del deseo sexual e impotencia, como ya hemos anotado, es prácticamente inevitable.(60-90 %.) El tratamiento con medidas locales o con Viagra, levitra o cialis, puede no ser efectivo o no recomendable.

OSTEOPOROSIS. Adelgazamiento de los huesos con tendencia a fracturas es otro problema serio que puede ocurrir. Puede desarrollarse perdida de la mása muscular, con aumento de peso y anemia. Esto lleva al cansancio y debilidad general. Igualmente, hay aumento de los lípidos, particularmente colesterol, lo que puede causar problemas cardiacos vasculares.

Por último, el individuo puede contraer problemas de concentración y memoria inclusive depresión.

Existen drogas para aminorar estos síntomas, pero en ocasiones, algunos de estos síntomas persisten aun cuando el tratamiento se descontinúe. Basta además agregar, que todas las drogas que se emplean en el manejo del cáncer prostático tienen efectos secundarios propios.

TRATAMIENTO CONTINUO O INTERMITENTE

Hay tres modos de administrar el tratamiento hormonal:

1) Inmediatamente: Una vez se hace el diagnostico de tumor localmente avanzado, si el individuo selecciona esta opción. El tratamiento se sigue hasta cuando deja de ser efectivo.

2) Intermitente: En esta conducta, el tratamiento se inicia inmediatamente, pero se suspende una vez que los niveles de testosterona o PSA en la sangre se estabilizan. Cuando los niveles de testosterona o PSA comienzan a elevarse, se reinicia el tratamiento. El periodo de descanso depende de estos dos factores.

3) Expectante: Solo se inicia cuando el individuo comienza a tener síntomas. El objetivo principal es preservar la actividad sexual.

   Demorar el tratamiento a cambio de evitar los síntomas puede ser desastroso, por el riesgo de diseminación. Además, está demostrado que es algo mejor iniciar el tratamiento sin pérdida de tiempo.

   El beneficio principal, es proporcionarle al individuo, un tiempo de descanso o recuperación de los síntomas secundarios causados por el tratamiento. El descanso puede ser corto o prolongado. Al momento, no se conoce todavía el beneficio en cuanto a la sobrevivencia a largo plazo, comparado con el tratamiento continuo. Muchos médicos no concuerdan con esta conducta.

RIESGO DE COMPLICACIONES CARDIACAS.

En algunas series de tratamiento, se ha sugerido que la baja de testosterona en la sangre puede causar complicaciones cardiacas como infarto y hasta muerte. Sin embargo, varios estudios conducíos específicamente en este respecto, no han demostrado ningún riesgo de morir de complicaciones cardiovasculares con tratamientos hormonales llevados a cabo por 24 o más semanas.

En Estados Unidos, la Asociación Médica Cardiovascular se pronunció en este respecto, indicando que, si es posible que exista una relación entre el tratamiento hormonal y enfermedades CV, pero no es necesario hacer una evaluación cardiaca previa o específica, para administrar el tratamiento. Sin embargo, no está demás de hacerse controles periódicos con el médico familiar o cardiólogo.

OTRAS OPCIONES.

Ninguna de las otras opciones descritas para el tratamiento del cáncer prostático en estado temprano, (congelación-calentamiento) tienen un papel beneficioso o complementario cuando el tumor esta localmente avanzado.

21
TUMOR DISEMINADO O METASTASICO

Cuando el tumor invade los órganos vecinos como la vejiga urinaria, el recto, los testículos, los ganglios pélvicos y retroperitoneales, los huesos o cualquier órgano del cuerpo, como los pulmones, hígado, etc., etc., el tumor se clasifica como ESTADO IV o tumor metastasico.

Es necesario aclarar que cuando en una biopsia se diagnostica tumor metastasico, esto solo indica que el tejido examinado, tiene la misma apariencia microscópica de un tumor primario originado en otro órgano o en otra parte del cuerpo. Mucha gente tiene la creencia, que, si la biopsia de la metástasis se toma del pulmón, por ejemplo, la persona tiene un cáncer primario del pulmón, lo cual es incorrecto.

Años atrás, antes de la introducción del test sanguíneo PSA, a muchos individuos, se les descubría el tumor incidentalmente primero en los huesos, o por presentarse con un dolor especifico en un hueso, sin tener síntomas urinarios. Esto ocurre hoy en día, pero con mucho menos frecuencia.

El énfasis del cuerpo médico en general, de diagnosticar el cáncer en un estado temprano, cuando está confinado al órgano donde se origina, es precisamente, para evitar la desimanación o metástasis y aumentar en lo posible, los chances de curabilidad, ya que en estado IV, es decir cuando el tumor se disemina, hasta el presente, la cura del cáncer es casi no existente.

Cuanto más temprano se hace el diagnostico, más efectivo es el tratamiento que se aplique, y más probable es la erradicación completa del tumor. Este dictamen, no es enteramente aplicable al cáncer incipiente o LATENTE de la próstata, y es motivo de controversia en el cuerpo médico como ya hemos anotado, porque un paciente puede morir antes que el cáncer le cause problemas o antes que se disemine.

Por esta particularidad, es que se ha implementado el tratamiento de VIGILANCIA.

Cuando el tumor esta diseminado, son muy pocos los cánceres que se logran curar. Desafortunadamente, el cáncer de la próstata diseminado no es uno de esos pocos. Sin embargo, muchos individuos con cáncer de la próstata diseminado logran vivir muchos años, si se logra retrasar el progreso del tumor, o inclusive sin ningún tratamiento, ya que la mayoría de los cánceres de la próstata, tienen un progreso lento y la muerte tarde o temprano por cualquier otra causa ocurre. Las metástasis más comunes aparecen en los ganglios y en los huesos. En ocasiones, al individuo se le descubre metástasis, sin presentar síntomas urinarios o síntomas locales. UNA PARTICULARIDAD DEL CÁNCER DE LA PRÓSTATA ES QUE TIENE LA TENDENCIA A INVADIR LOS HUESOS, CON MUCHA MAS FRECUENCIA QUE OTRO ÓRGANO DEL CUERPO.

La mayoría de las metástasis en los huesos, cerca del 80%, son blasticas. Esto quiere decir que el defecto en el hueso logra osificarse. El foco metastasico una vez osificado, aparece en una radiografía como si islotes de huesos se sobre pusieran o agregaran al hueso principal.

SÍNTOMAS

En términos generales, los síntomas son variados y dependen del área anatómica del cuerpo comprometidas. El síntoma más común, es dolor óseo, porque como ya indicamos, el cáncer de la próstata tiene la tendencia a diseminarse a los huesos. Sin embargo, una metástasis blastica, (que forma hueso) no indica que invariablemente va a causar dolor. Muchas veces las metástasis permanecen silenciosas sin causar disturbios.

Una invasión o metástasis muy catastrófica ocurre en la MEDULA ESPINAL, porque el individuo puede terminar en parálisis, si la metástasis no se descubre y se trata a tiempo. Cuando esto ocurre, casi siempre hay un signo o síntoma de "preaviso" ya sea de un dolor leve en un área de la columna vertebral de pocos o varios días de iniciación. Por lo regular, se presenta debilidad progresiva de las extremidades inferiores, o sensación de hormigueo o parestesias en la piel de la pierna.

Las células tumorales primero se implantan en una vértebra donde proliferan y de ahí, comprimen o invaden la medula espinal. El tratamiento consiste muchas veces en descompresión quirúrgica (laminectomia) seguido de radiación, o radiación solamente, dependiendo del grado de invasión o síntomas neurológicos. ES NECESARIO PERMANECER ALERTO A ESTOS SÍNTOMAS PARA EVITAR ESTA HORRIBLE COMPLICACIÓN.

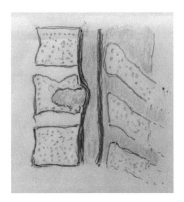

Un dolor de cabeza persistente, especialmente en las mañanas al levantarse, con o sin mareos, o visión borrosa, es sospecha de metástasis en el cerebro, que también requiere atención médica inmediata. Afortunadamente, la diseminación del cáncer prostático al cerebro no es común. Si usted experimenta cualquiera de los síntomas mencionados, debe acudir al médico sin pérdida de tiempo.

TRATAMIENTO

Hay varias formas de confrontar el cáncer de la próstata diseminado o estado IV:

➤ Hormonal
➤ Vigilancia expectante
➤ Radiación paliativa
➤ Cirugía paliativa
➤ Con hormonas no sexuales
➤ Quimioterapia
➤ Bifosfanatos

La base del tratamiento del cáncer prostático diseminado consiste en la eliminación de los andrógenos circulantes en la sangre, ya sea removiendo los testículos (ORQUIECTOMÍA) donde se produce el 95% de la testosterona, o disminuir y mantener los niveles de testosterona lo más bajo posible, a través de la administración de drogas. La baja de la testosterona tiene que alcanzar un nivel por debajo de 50 ng/dl, el cual se conoce como nivel de castración, para que sea efectiva.

HORMONAL

Existe también aquí controversia entre el cuerpo médico, en cuanto en qué momento se debe iniciar el tratamiento hormonal. Si el individuo no presenta síntomas, algunos médicos prefieren esperar hasta que los síntomas aparezcan, sobre todo si el grado de diseminación es mínimo.

Otros médicos prefieren iniciar el tratamiento hormonal inmediatamente. En la práctica, las estadísticas han demostrado, que es preferible, iniciar el tratamiento hormonal, una vez que la metástasis se diagnostica.

Generalmente un foco metastasico en hueso, no se trata localmente si no está causando dolor, a menos que este localizado en una vértebra, en cuyo caso se anticipa en ocasiones a tratarlo con radiación, para prevenir invasión o compresión a la medula espinal. Invasión a la medula espinal como ya anotamos, puede conducir a parálisis.

QUE ES UNA HORMONA

Hormona es una sustancia o molécula de tipo proteico, producida por un órgano glandular o en ciertos tejidos del cuerpo. El contenido o la hormona, pasa a la sangre y produce un efecto específico en otro órgano o en otra área del cuerpo.

HORMONAS SEXUALES DEL HOMBRE.

Las hormonas sexuales del hombre se les conocen como ANDRÓGENOS. Son producidos en los testículos y glándulas suprarrenales. La hormona principal es la TESTOSTERONA, mayormente producida en los testículos. Las glándulas suprarrenales son pequeñas y están localizadas en la parte superior de los riñones. Solo el 5% de los andrógenos son producidos en estas glándulas. Los andrógenos producidos en las glándulas supra renales son menos potentes que los andrógenos producidos en los testículos, pero son suficientes para estimular el progreso del tumor, después de la ORQUIECTOMÍA quirúrgica o eliminación de los testículos.

COMO LA HORMONAS SEXUALES AFECTAN LA PRÓSTATA

La testosterona es responsable de la diferenciación, crecimiento y función de los órganos de la reproducción. Además, la testosterona influye prácticamente a todos los órganos del cuerpo. Los cambios que aparecen después de la pubertad, como la profundidad de la voz, la distribución del cabello, la libido o deseo sexual, el desarrollo muscular, etc., son debidos principalmente a la presencia de la testosterona.

La próstata aparece en el feto, como a la 12 aba semana del embarazo y progresa muy poco durante la niñez. Después de la pubertad, bajo la influencia de la testosterona, la próstata comienza a crecer hasta los 20 a 25 años. Permanece en estado activo, pero de los 40 años en adelante, comienza nuevamente a crecer causando en la mayoría de los hombres la hipertrofia benigna prostática HBP. Este agrandamiento de la próstata es responsable de los síntomas urinarios, que afectan a la mayoría de los hombres con el avance de edad.

REGULACIÓN DE LOS ANDRÓGENOS O TESTOSTERONA

Los niveles de testosterona en la sangre están influenciados o controlados por la presencia en la sangre de otras hormonas originadas en el cerebro, a través de receptores especiales, localizados en la superficie de las células. Alrededor de los años 60-70, investigadores descubrieron una proteína hormonal, originada en el HIPOTÁLAMO, un área del cerebro localizada por encima de la glándula pituitaria. Se le dio el nombre de un "factor" pero en realidad es una hormona conocida como hormona luteinica hormona liberadora (HLHL) que afecta directamente al área anterior de la glándula pituitaria, la cual, a su vez, produce las hormonas sexuales que estimulan los testículos a producir testosterona

Bajo la acción de esta hormona HLHL proveniente del hipotálamo, un área especial del cerebro, la glándula pituitaria, produce y descarga a la sangre, una hormona conocida como HL o hormona luteinica, que va directamente a estimular las células en los testículos que producen la testosterona.

Estas células de los testículos se conocen con el nombre de células de Leydig. La glándula pituitaria también produce otra hormona FSH (hormona folículo estimulante) que estimula las células que producen los espermatozoides en el testículo. Se les conoce con el nombre de células de Sertoli. La regulación de estas hormonas androgénicas, están vinculadas o reguladas mutuamente.

Cuando los niveles de testosterona en la sangre están bajos. El hipotálamo produce HLHL, que va a estimular directamente a la glándula pituitaria a producir HL, y esta a su vez, estimula a los testículos a producir testosterona. El efecto contrario, también ocurre: cuando los niveles de testosterona están altos, la hormona HLHL del hipotálamo se disminuye y menos HL en la glándula pituitaria se produce, reduciendo la producción de testosterona. Prácticamente, las células del hipotálamo y de la glándula pituitaria, actúan como un termostato.

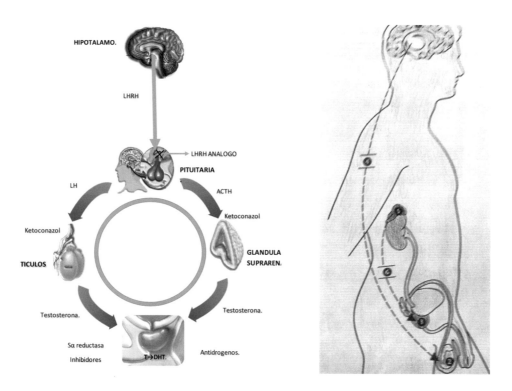

RECEPTORES AGÓNICOS ANTI-ANDRÓGENOS

Receptores celulares, son sitios específicos, localizados en la superficie o dentro de una célula, donde recibe o se le adhiere una sustancia específica para producir una acción. Entre las células del hipotálamo que producen la hormona HLHL y las células de la glándula pituitaria que producen la hormona HL, existen receptores con mutua afinidad. En esta forma, los productos hormonales de estas dos glándulas se reconocen y se regulan entre sí.

AGONIST

Es una droga sintética, que hace el papel de una sustancia natural. Al combinase o adherirse a un receptor celular en las células de la glándula pituitaria, bloquea o inicia cierto tipo de acción, que puede ser diferente a la acción de la sustancia natural. Las drogas que simulan y contrarrestan la acción de las drogas HLHL del Hipotálamo, se conocen como drogas AGÓNICAS.

ANTI-ANDRÓGENO

Es cualquier sustancia que bloquea los receptores a los andrógenos presentes en las células cancerosas, nulificando la acción del andrógeno, sin cambiar la función del receptor.

ORQUIECTOMÍA O CASTRACIÓN QUIRÚRGICA

ORQUIECTOMÍA o castración quirúrgica, consiste en remover los testículos del escroto. Removiendo los testículos, se elimina el 95% de la producción de testosterona. Esta fue la primera forma de hormonoterapia contra el cáncer prostático diseminado, aplicada por el Dr. Higgins en 1940. Permanece hasta el presente, como el tratamiento más efectivo contra el cáncer diseminado.

La operación es practicada por un cirujano urólogo. Se hace como paciente ambulatorio, o sea, el individuo retorna a su casa el mismo día de la operación. Puede emplearse anestesia local, anestesia espinal o anestesia general. A pesar de ser un procedimiento sencillo, se toman todas las precauciones del caso. Se suspenden drogas que puedan causar hemorragia como la aspirina, ibuprofeno, vitamina E y todas las drogas antiinflamatorias no esteróidales. Primero se corta el cordón espermático que trae la sangre y los nervios, seguido de una pequeña incisión en el escroto por donde se extraen los testículos. El escroto queda intacto, pero vacío.

Para aminorar los efectos psicológicos que causa la pérdida de los testículos en el hombre, en muchos de los individuos castrados, se hace lo que se llama, una ORQUIECTOMÍA subcapsular. Se preserva la capsula de los testículos, para que el escroto no aparezca vacío o se remplazan los testículos con prótesis.

La operación causa muy pocos síntomas. Para mejorar edema o hinchazón del escroto, si esta ocurre, se aplica compresas frías. Para prevenir infección se da un antibiótico.

Los niveles de la testosterona comienzan a descender y en pocos días, alcanzan el mínimo nivel que se conoce como NADIR. No cae a cero, porque las glándulas suprarrenales continúan produciendo una pequeña cantidad de testosterona, como indicamos anteriormente.

NIVELES DE CASTRACIÓN

La testosterona se mide en ng/dl (nanogramos por decilitro) nanogramos por litro ng/L y también por ng/mg. Los niveles normales en el hombre oscilan entre 250-800 ng/dl y tienden a disminuir con la edad. Normalmente la testosterona fluctúa durante el día, siendo más altos los niveles en las horas de la mañana y más bajos en las horas de la tarde. El nivel de castración o el nivel efectivo para controlar el tumor se considera por debajo de 50 ng/dl entre 10 y 35 ng/dl

CASTRACIÓN MÉDICA

En vez de remover los testículos, los niveles de testosterona en la sangre se bajan con drogas. La primera droga que se ensayó para tal efecto fue el estrógeno o hormona femenina dietiletilbestrol, conocida como DES en forma de pastillas. Esto también se le atribuye al Dr. Higgins. Los estrógenos actúan inhibiendo la producción de HL u hormona leutinizante en la glándula pituitaria. Desafortunadamente, la droga presento efectos secundarios muy serios.

Se inició con una dosis de 5 mgs diarios, pero con el uso, se comenzó a observar problemas cardiovasculares de coagulación con ataques cardiacos. Igualmente se apreció agrandamiento de los senos (ginecomastia) a veces con dolor, más otra serie de síntomas.

Se bajó entonces la dosis a 1 mg. diario, y se obtuvo menos problemas cardiacos, pero a cambio, se observó que la dosis no era suficiente para reducir la testosterona a los niveles de castración por debajo de 50 ng/dl.

Por último, se subió la dosis diaria a 2-3 mg obteniendo el nivel de castración, pero se observó nuevamente efectos cardiovasculares. Como consecuencia la droga a caído en desuso como primera línea de ataque contra el cáncer prostático diseminado.

El problema realmente radica en que una vez que la droga se ingiere, pasa al hígado donde se metaboliza y se convierte o transforma en otra droga que es la que ocasiona los problemas de coagulación, produciendo ataques cardiacos. Esto es infortuna porque el DES es una droga barata comparada con otras drogas con el mismo uso.

En resumen, los estrógenos orales DES, cuando se emplean a largo plazo, no importa la dosis empleada, tienen el riesgo de acarrear problemas cardiovasculares.

ADMINISTRACIÓN PARENTERAL

El DES o diethilbestrol se da ahora por la vía parenteral en forma de inyecciones mensuales. También se aplica en parches o gel a la piel. En esta forma se evita el paso de la droga por el hígado produciendo menos efectos secundarios.

Cuando hay intolerancia a drogas agónicas, se remplaza con el DES inyectado. El DES inyectado, también se está ensayando como primera línea de ataque contra el cáncer diseminado.

CASTRACIÓN CON DROGAS AGÓNICAS

Como ya anotamos, inicialmente, el mejor más bien el único tratamiento del cáncer de la próstata diseminado o metastasico es la terapia hormonal, conducida a bajar los niveles de testosterona testicular en la sangre, lo más bajo posible. La mejor forma de bajar los niveles de la testosterona es removiendo los testículos. Por mucho tiempo, la ORQUIECTOMÍA, era y sigue siendo la forma más efectiva de bajar los niveles de la testosterona testicular. Los estrógenos (DES hormona femenina oral) cayó en desuso por los efectos secundarios descritos.

Desde el momento que se descubrió la hormona leutinizante liberadora HLHL del hipotálamo alrededor de 1970, se comenzó a producir drogas sintéticas, para bloquear la acción fisiológica de estímulo a la glándula pituitaria, y en esta forma, disminuir los niveles de testosterona en la sangre, sin tener que emplear los estrógenos con sus efectos cardiovasculares, ni tener que hacer ORQUIECTOMÍA quirúrgica, ya que muchos individuos, no se sienten a gusto o conformes, con la ausencia de los testículos. Además, la perdida de los testículos no se puede revertir. Las drogas sintéticas o agónicas tienen una estructura bastante similar a la hormona del hipotálamo (HLHL). Cuando se inyectan, entran a la sangre y se alojan en los receptores de las células de la glándula pituitaria. Después de aproximadamente una a dos semanas, comienzan a bloquear la producción de la hormona leutinizante (

Con la baja de la hormona luteinizante (HL), se disminuye la producción de testosterona en los testículos. Ocurre lo que vulgarmente se dice: UNA PUÑALADA TRAPERA. La glándula pituitaria recibe muy cordialmente a las drogas sintéticas, no sabiendo que van a actuar en una forma adversa a su función. El resultado final es que la producción de testosterona se bloquea.

Tabla: PRINCIPALES DROGAS AGÓNICAS

Nombre	Químico	Duración (semanas)	Laboratorio
Lupron	Leuprolide	4-12-16	Sanofi
Eligar	Acetato de Leuprolide	4-12-16-24	Sanofi
Zoladex	Goserelin	4-12	Astra zeneca
Trelstar	Triptolerin	4-12-24	Watson
Viadur	Histrelin	12 months	Endo

Otras drogas agónicas se siguen desarrollando. Todas estas drogas tienen efectos secundarios y no todas las veces son efectivas 100%, en reducir la testosterona a los niveles de castración. En estas situaciones, se remplaza una droga agónica por otra, y por último se recurre a ORQUIECTOMÍA quirúrgica si es del caso.

INTENSIFICACIÓN DE SÍNTOMAS OCASIONADOS POR LAS DROGAS AGÓNICAS

Cuando las drogas HLHL agónicas llegan a la glándula pituitaria, la glándula inicialmente se estimula, produciendo un aumento ligero de testosterona en la sangre. Este aumento, persiste por 10-14 días. Como resultado, si el individuo tenía síntomas antes del inicio del tratamiento, los síntomas pueden intensificarse, o también, síntomas que no existían, pueden aparecer.

En algunas ocasiones este súbito efecto secundario, de incremento de la testosterona, puede acarrear serias consecuencias. Afortunadamente, una vez que el periodo de estimulación cesa, los niveles de testosterona comienzan a disminuirse, con mejoramiento de los síntomas. El nivel de castración se obtiene como a las cuatro semanas de aplicar la droga. Solo un bajo porcentaje de individuos, desarrollan este brusco resurgimiento de síntomas, dependiendo en parte del grado de diseminación del tumor.

Los síntomas se pueden prevenir agregando antes o darse al mismo tiempo, una droga anti-androgénica. Estas drogas anti-androgénicas previenen en gran parte la ocurrencia del estímulo temporario de la testosterona a la glándula pituitaria, evitando la erupción o brote de los síntomas causados por el cáncer. El antiandrogeno, se da solo por 2-4 semanas hasta cuando el estímulo de la glándula pituitaria se detiene. Otra droga que se emplea para prevenir el resurgimiento de síntomas es el ketoconazol. Esta droga se emplea en infecciones fungales.

HORMONA GONADOTROPICA ANTAGÓNICA

Recientemente, investigadores desarrollaron una droga antagónica, el degarelix o FIRMAGON, que actúa directamente en la glándula pituitaria. La droga se adhiere a los receptores de la glándula pituitaria e inmediatamente bloquea la producción de la hormona HL, suprimiendo la producción de testosterona en tres o menos día.

La ventaja con relación a las otras drogas HLHL agónicas, es que no causa el reinicio de los síntomas que ocurren temporariamente con las drogas agónicas. La desventaja es que causa molestia y dolor en el sitio de la inyección. Como se administra cada 4 semanas en vez de 12-16 semanas, presenta inconveniencia en muchos individuos.

CONTROL DE LOS NIVELES DE LA TESTOSTERONA

Una vez iniciado el tratamiento hormonal, es importante chequear los niveles de la testosterona de vez en cuando y no seguirse enteramente por los niveles del PSA que generalmente se bajan a niveles mínimos. A veces la droga HLHL agónica, no logra bajar completamente la testosterona a los niveles de castración en el tiempo esperado. Esto mismo sucede también, después de largo tiempo de estar aplicando la droga porque las células cancerosas, comienzan a crear resistencia. Si los niveles de la testosterona no bajan de 50 ng/dl, el tumor puede seguir progresando. En estos casos, se remplaza la droga por otra, o como último recurso, se procede hacer ORQUIECTOMÍA quirúrgica. Sucede algunas veces, que el urólogo se basa enteramente en los niveles del PSA y no en los niveles de la testosterona. El individuo o paciente debe tener en cuenta esta observación.

INICIO DE LA TERAPIA HORMONAL

Existe también desacuerdo entre los médicos con relación al inicio del tratamiento hormonal, en pacientes con cáncer diseminado. Si un individuo presenta metástasis a uno o pocos huesos, pero no tiene síntomas, algunos médicos prefieren no iniciar el tratamiento inmediatamente, sino esperar hasta que el individuo desarrolle síntomas. La idea es alargar el periodo asintomático, evitando los síntomas causados por el tratamiento. La sobrevivencia es prácticamente la misma. Sin embargo, el tumor puede progresar si permanece sin control.

Los médicos en favor del inicio del tratamiento inmediato alegan que controlando el tumor inmediatamente, no solo se retrasa el progreso, sino que el tratamiento es más efectivo, porque hay menos células cancerosas en el cuerpo que combatir. Los médicos que prefieren demorar el tratamiento hormonal también aducen que el tratamiento hormonal no es curativo, por lo tanto, no hay prisa en comenzarlo inmediatamente. Este es un argumento que tiene pros y contra en ambos lados. Las estadistas están en favor del inicio del tratamiento inmediato.

TRATAMIENTO INTERMITENTE

Ya vimos en el capítulo del tratamiento del cáncer de la próstata localmente avanzado, la conducta del tratamiento hormonal intermitente. La idea de esta modalidad de tratamiento es más que todo para proporcionarle al individuo, un periodo de alivio de los síntomas causados por el tratamiento hormonal. El control se hace de acuerdo con los niveles del PSA. Cuando el PSA comienza a subir, se reinicia el tratamiento hormonal. Esta pausa del tratamiento puede repetirse, ya que el tratamiento hormonal puede durar años.

También se cree que el tratamiento hormonal continuo, incita a las células cancerosas, a desarrollar resistencia, en un tiempo más corto. Se espera que el periodo de descanso sea prolongado, de tal forma que el individuo tenga la oportunidad de recuperarse, y disfrutar de nuevo su estilo de vida. En la actualidad, no se puede asegurar, si esta conducta intermitente, es mejor que el tratamiento continuo con respecto a la sobre vivencia. Por otro lado, hay que tener en cuenta, que los síntomas temporarios causados por las drogas agónicas se pueden presentar cada vez que se reinicie el tratamiento.

SÍNTOMAS Y MANEJO DE LOS EFECTOS SECUNDARIOS DEL TRATAMIENTO

La deficiencia de la testosterona en la sangre ya sea por castración quirúrgica o con drogas, produce una serie de efectos y síntomas en todo el cuerpo. Estos síntomas como ya anteriormente anotamos afectan el bienestar general del individuo, algunos más que otros.

EFECTOS SECUNDARIOS MÁS COMUNES.

- ➢ Oleadas de calor.
- ➢ Abolición del deseo sexual o libido.
- ➢ Impotencia. Incapacidad de sostener la erección.

- ➤ Osteoporosis. Fragilidad de los huesos conllevando a fracturas.
- ➤ Disminución de la mása muscular.
- ➤ Ganancia de peso
- ➤ Anemia.
- ➤ Depresión
- ➤ Problemas de concentración y memoria
- ➤ Aumento de los lípidos
- ➤ Debilidad general

El síntoma más común son las oleadas de calor. Algunos le llaman ANDROPAUSIA, por la similaridad con la MENOPAUSIA en la mujer.

No se sabe exactamente a que se deben las oleadas de calor. Se presentan más que todo en la parte superior del cuerpo y la cara. Pueden ser intolerables en algunos y menos en otros. No hay tratamiento específico, pero hay varias drogas que ayudan a aminorar la frecuencia e intensidad de los síntomas:

- ➤ Megace: 20 mg tableta 2 al día.
- ➤ Gabapentin (neurontin) tableta. 900 mg diario.
- ➤ Venlafaxine (effexor) 75 mg. al día.
- ➤ Medroxiprogesterona (provera) 10 mg. dos veces al día

DESEO SEXUAL. IMPOTENCIA

Existen varias medidas locales de mejorar la erección. Afortunadamente se han desarrollado drogas en forma de pastillas que aumentan el flujo de sangre al pene.

- ➤ Sidenafil. Viagra. 50- 100 mg por día.
- ➤ Tadalafil (cialis) 5, 10 y 20 mg. por día.
- ➤ Vardenafil (Levitra) 10, 20 mg. por día.

Estas drogas, tienen restricciones y pueden causar así mismo, efectos secundarios. El deseo sexual permanece bajo a menos que se aumente los niveles de testosterona en la sangre.

PERDIDA DE LA MÁSA MUSCULAR. OBESIDAD

La testosterona también contribuye parcialmente al metabolismo del cuerpo. La baja del metabolismo e inactividad contribuye al aumento de peso. Debilidad y falta de energía, ocurre meses después del inicio del tratamiento hormonal. La mejor forma de combatir la obesidad, la debilidad muscular y el aumento de colesterol es con ejercicio. No hay nada estimulante y relajante al mismo tiempo, ni más beneficioso en casi todas las condiciones del cuerpo, que el EJERCICIO.

OSTEOPOROSIS

La osteoporosis es común en hombres y mujeres con el avance en edad. En el hombre, los niveles bajos de testosterona aceleran la osteoporosis. Los huesos se adelgazan por la pérdida de calcio, lo que los hace frágil y propenso a fracturas. La dieta debe contener por lo menos 500 mg. de calcio diario y 400 unidades de vitamina D, la cual toma parte en la regulación del calcio. Los productos lácteos son ricos en calcio y vitamina D. La vitamina D, se encuentra en algunos alimentos, pero la mayor parte se forma en la piel bajo la acción de la luz solar. La inactividad contribuye a la pérdida de calcio, por lo tanto, ejercicio en cualquier forma es necesario.

La osteoporosis puede ser tratada con varios agentes. Los más empleados son:

- ➢ Ácido zoledronico (zometa) 4 mg. cada 6-12 meses.
- ➢ Alendronate (foxamax) 70 mg. oral por semana
- ➢ Donosumab (Xgeva) 60 mg. inyectado cada 6 meses. Este es uno de los últimos agentes desarrollado que parece ser el más efectivo. Es recomendable hacer una densometria ósea, para establecer el estado de la densidad ósea.

ANEMIA

La testosterona estimula la producción de eritropoyetina producida en los riñones. La eritropoyetina es una hormona que participa en la producción de los glóbulos rojos. Si los niveles de testosterona se bajan, el riñón produce menos eritropoyetina, causando anemia.

La anemia es causa de fatiga, cansancio y disnea (aumento de la respiración) sobre todo en pacientes con problemas cardiacos. Esta anemia no responde a la administración de hierro o vitaminas. Se han desarrollado agentes estimulantes de la producción de eritropoyetina, pero la preparación también tiene efectos secundarios con riesgos de hipercoagulacion de la sangre. Una forma efectiva y segura de mejorar la anemia, es con transfusiones de sangre, cada vez que sea necesario.

GINECOMASTIA. (AGRANDAMIENTO DE LOS SENOS)

En el hombre existen niveles bajos de estrógeno, la hormona femenina de la mujer. Si la testosterona se mantiene baja continuamente como ocurre en el tratamiento hormonal, los estrógenos ejercen su acción sin poca oposición, causando agrandamiento de los senos. Algunos individuos, además, desarrollan dolor en los senos particularmente en el peson. En varios casos se requiere cirugía.

Una forma de prevenir el agrandamiento de los senos es administrándoles una dosis baja de radiación en dos o tres sesiones. Debe darse antes de iniciar el tratamiento hormonal porque una vez que los senos se han agrandado, la radiación no reduce los senos a su tamaño normal.

Cuando los senos están agrandados, se puede emplear tamoxifen o nolvadex, para bloquear la acción de los estrógenos. Con esta droga que se emplea en el cáncer del seno en la mujer, es posible revertir la ginecomastia.

CONCLUSIÓN

El tratamiento hormonal, es la forma principal y más efectiva de combatir el cáncer de la próstata diseminado, disminuyendo la acción de la testosterona, ya sea removiendo los testículos o a través de drogas o inyecciones. Los síntomas anteriormente anotados, son inevitables, pero pueden ser tolerados y mejorados con ciertas medidas y con drogas.

La forma más efectiva, más económica y con menos efectos secundarios, es la eliminación de los testículos, pero la mayoría de los hombres prefieren el tratamiento con inyecciones y drogas. La edad es un factor importante que considerar.

Es mejor iniciar el tratamiento una vez que se descubra metástasis, que esperar a que se presenten síntomas. Desde todo punto de vista, es recomendable mantenerse al tanto de su enfermedad, porque nuevas conductas y drogas, continuamente se siguen desarrollando.

22

TRATAMIENTO HORMONAL COMBINADO

La supresión del tumor por la baja de la testosterona con las drogas agónicas (HLHL) o por ORQUIECTOMÍA, no es permanente. Después de cierto tiempo o de varios años, el tumor comienza a progresar, a pesar de que los niveles de la testosterona sigan bajos.

El PSA comienza a elevarse. Los focos metastaticos en los huesos, pueden no mostrar cambios, o puede haber nuevos focos metastaticos. Igualmente, el individuo puede tener o no tener síntomas al momento, pero a medida que el tumor progresa, el individuo desarrolla síntomas.

Lo más probable, esto ocurre porque las células cancerosas después de permanecer inhibidas de crecer por un largo tiempo desarrollan mecanismos de resistencia, y comienzan nuevamente a proliferar. Es posible también, que un bajo porcentaje de células cancerosas sean insensitivas o independientes a la influencia hormonal desde el comienzo del cáncer, y son las que, a la larga, contribuyen en parte al crecimiento del tumor. Cuando esto ocurre, el primer paso a seguir es la administración de un anti-andrógeno, para tratar de inhibir o suprimir los andrógenos producidos por las glándulas suprarrenales

ANDRÓGENOS SUPRARRENALES

En las páginas anteriores, indicamos que 5% de los andrógenos, son producidos en las glándulas suprarrenales. Estos andrógenos se han demostrado ser menos potentes o efectivos que los andrógenos testiculares, pero su presencia en la sangre es suficiente para continuar estimulando el crecimiento de las células cancerosas.

Como las drogas agónicas no inhiben los andrógenos suprarrenales, se procede entonces a eliminarlos o suprimirlos en otra forma o con drogas diferentes. Inicialmente, se procedió a eliminar o remover las glándulas suprarrenales. La operación se le conoce como ADRENALECTOMÍA, en la cual, ambas glándulas son removidas. Afortunadamente, después de cierto tiempo, investigadores lograron desarrollar drogas anti-androgénicas, evitando en esta forma, tener que eliminar las glándulas suprarrenales.

Los ANTIANDROGENOS bloquean la adherencia de los andrógenos suprarrenales a los receptores de las células cancerosas, inhibiendo la función del andrógeno (testosterona), perturbando el crecimiento del tumor. La glándula suprarrenal, produce varios tipos de andrógenos que se convierten en testosterona y a la vez en DEHIDROTESTOSTERONA (DHT). La respuesta a la ADRENALECTOMÍA o al bloqueo de los andrógenos suprarrenales, se aprecia al observar la baja de los niveles del PSA y también si es del caso, mejoría en los síntomas.

DROGAS ANTI ANDROGÉNICAS

Estas drogas son las mismas drogas que se emplean en conjunción con las drogas agónicas para contrarrestar el estímulo temporario de la hormona luteinizante (HL), ya que las drogas agónicas causan un ligero aumento de testosterona inicialmente. Existen varias drogas anti androgénicas, pero las más conocidas son: Flutamide (EULEXIN) tabletas. Se dan dos al día, Bicalutamide (CASODEX) tabletas. Se da una tableta diaria, y Nilutamide (NILANDRON) una tableta diaria.

Todas estas drogas también producen efectos secundarios comunes, algunos más que otros, que pueden ser serios:

> GINECOMASTIA (agrandamiento de los senos) con o sin dolor. La ginecomastia, puede prevenirse con una baja dosis de irradiación, antes de iniciar tratamiento.
> DIARREA, más común con EULEXIN. Si es del caso, se reduce la dosis o se cambia por una de las otras.
> DAÑO HEPÁTICO. Un bajo porcentaje de individuos desarrollan trastornos hepáticos. Estos cambios hepáticos son reversibles si la droga se suspende.
> CEGUERA NOCTURNA. Esto ocurre más con Nilutamide (nilantron) El efecto es más notorio por las noches. Igualmente, el problema cesa si se suspende la droga.
> NEUMONITIS O INFLAMACIÓN PULMONAR. Un efecto secundario muy bajo. El individuo desarrolla baja fiebre, dificultad para respirar y tos. Igualmente, los síntomas mejoran con la suspensión de la droga.

La droga que más se emplea es el CASODEX, por ser la más barata y con menos efecto secundario.

EN QUE CONSISTE EL DOBLE BLOQUEO HORMONAL

Tratamiento hormonal de doble bloqueo, simplemente significa, combinar al mismo tiempo el tratamiento de castración quirúrgica o castración medica por las drogas agónicas HLHL, con el bloqueo de la glándula suprarrenal, con las drogas anti-androgénicas.

Los ANTIANDROGENOS fueron aprobados inicialmente para emplearse en conjunción con las drogas agónicas. Se acostumbra a administrarlos días antes de iniciar el tratamiento hormonal con las drogas agónicas y se continúan por 2-3 semanas, principalmente para evitar la ocurrencia o el resurgimiento de los síntomas del tumor, que ocurre por el aumento inicial de la testosterona con las drogas agónicas. El efecto contra el tumor de las drogas anti-andrógenos cuando se dan por si solas, no es de muy larga duración, a menos que se den en altas dosis. La idea de emplearlos desde el comienzo y durante el tratamiento hormonal con las drogas agónicas, ha motivado controversia en el cuerpo médico. La razón en pro y en contra de la combinación de los dos tratamientos, son varias.

En la práctica, la mayoría de los estudios clínicos, no han demostrado ninguna ventaja significante con el doble bloqueo en cuanto a la prolongación de la sobrevivencia. Solo unos pocos estudios con tratamiento combinado han demostrado un beneficio corto de un 3 % con un promedio de sobrevivencia, si acaso entre 3-6 meses. Igualmente existe desacuerdo en el tiempo o duración en que los anti androgénicas. deben emplearse solo o junto con las drogas agónicas. Por otra parte, las drogas son caras, y, además, producen y aumentan los efectos secundarios, como acabamos de anotar.

TRIPLE BLOQUEO

Otra idea propuesta por algunos médicos es agregar al tratamiento combinado descrito, drogas que inhiben la enzima 5 alfa reductasa como el Proscar o Dutasteride. Las drogas 5 alfa reductora (ARI), bloquean la conversión de testosterona a DEHIDROTESTOSTERONA (DHT). Estas drogas son las que se emplean en el tratamiento de la hipertrofia benigna prostática y tienen, además, la propiedad de prevenir en un porcentaje, la incidencia del cáncer prostático.

En teoría, la idea parece tener sentido, ya que se baja la potencia de la testosterona que todavía circula en la sangre. Sin embargo, no hay estudios suficientes que comprueben el beneficio en cuanto el arresto del tumor y la prolongación de la sobrevivencia.

EFECTO ANTI ANDROGÉNICO

Cuando las drogas anti-androgénicas se suspenden después de tomarlas por largo tiempo, debido a que dejan de ser efectivas, un fenómeno reverso positivo ocurre. Aparentemente el tumor se arresta, los niveles de testosterona bajan y los síntomas se mejoran. Se cree que esto ocurre porque los receptores de las células cancerosas crean resistencia en contra de los anti-andrógenos circulantes y al eliminar al anti-andrógeno, el receptor "abre sus puertas, "permitiendo entrada de la testosterona circulante a la célula. Esto aparentemente causa una baja temporaria en la sangre de la testosterona que puede durar meses. Durante este periodo, los síntomas mejoran.

Otra idea, es que las células cancerosas, al desarrollar mecanismos de defensa, usan el antiandrogeno mismo para protegerse y proliferar. ¡El efecto de esta "positiva suspensión" puede durar semanas o meses! No hay por lo tanto que precipitarse a buscar otra forma de tratamiento inmediatamente, si es del caso. Muchas veces, al suspender el antiandrogeno, los síntomas inclusive el PSA se mejoran.

23

TUMOR RESISTENTE AL TRATAMIENTO HORMONAL

Cuando el tumor deja de responder a los niveles bajos de testosterona, implica que el tumor se ha hecho resistente o independiente a la influencia hormonal. También se le llama tumor resistente a la castración. El tumor progresa a pesar de que los niveles de la testosterona están por debajo del nivel de castración (50 ng/ml).

Generalmente el PSA se eleva semanas o meses antes que el individuo presente síntomas o si ya los tiene, los síntomas se empeoran. Otras veces la ESCANOGRAFÍA ósea, muestra aumento del número de metástasis en los huesos. Puede ocurrir también que el individuo permanezca sin síntomas por algún tiempo, pero el PSA continúa elevándose.

Antes de plantear o iniciar otro tratamiento, hay que asegurarse que los niveles de la testosterona están realmente por debajo del nivel de castración, ya que no todas las veces, las drogas agónicas y las drogas anti-androgénicas, bajan la testosterona a los niveles de castración. Si es del caso, se cambia la droga agónica por otra, o se recomienda ORQUIECTOMÍA quirúrgica.

Si el PSA sigue elevándose y los síntomas se agravan, todavía hay esperanza de controlar el tumor con otros tratamientos. Sin embargo, no hay que precipitarse a comenzar tratamiento si no hay síntomas, aunque el PSA continúe elevándose, porque cualquier tratamiento que se inicie, tiene efectos secundarios propios. Por esta razón, algunos médicos o individuos dan comienzo a otro tratamiento, solo cuando el individuo desarrolla síntomas. En este estado, la sobrevivencia no se tiene en cuenta, sino el bienestar de la persona.

Cualquier foco óseo doloroso, se puede tratar con radiación externa y en algunas ocasiones, si los focos óseos dolorosos son múltiples, se puede administrar isotopos radioactivo intravenoso, que emiten radiación y se distribuyen en todo el sistema óseo.

TRATAMIENTOS DISPONIBLES

Hay cuatro tratamientos disponibles:

- ➤ Línea secundaria de hormonas.
- ➤ Quimioterapia
- ➤ Radiación
- ➤ Inmunoterapia

LÍNEA SECUNDARIA DE HORMONAS

Algunos tumores prostáticos, responden a variedad de hormonas secundarias que afectan a las hormonas masculinas, bajando el PSA y mejorando los síntomas:

KETOCONAZOLE: Esta droga se emplea para el tratamiento de infecciones causadas por hongos. Sin embargo, se encontró que el ketoconazole bloquea la producción de andrógenos de la glándula suprarrenal y probablemente tiene también un efecto directo contra las células cancerosas. Se da acompañada con hidrocortisona para prevenir síntomas, ya que causa nausea, malestar estomacal y en raras ocasiones, daño hepático. También puede bajar la presión arterial. La dosis oscila entre 200-300 mg. cada 8 horas y se continúa hasta cuando el PSA comienza nuevamente a elevarse.

ANTIANDROGENOS: Estas son las mismas drogas que se emplean en combinación con las drogas AGÓNICAS (Bloquean la acción de los andrógenos producidos en la glándula suprarrenal). Los más empleados son bicalutamide (CASODEX), Flutamide (EULEXIN), y Nilutamide (NILANDRON). Todas estas drogas causan síntomas como ya vimos anteriormente.

El empleo de los ANTIANDROGENOS es controversico, particularmente cuando se emplean combinados inicialmente. Los síntomas causados por las drogas anti androgénicas varían entre uno y otra e igualmente varían en el tipo de respuesta. El CASODEX es el más empleado porque causa menos síntomas y la dosis es una tableta diaria. Se dan en altas dosis hasta cuando los niveles del PSA se elevan.

ESTEROIDES: Los esteroides son compuestos químicos producidos en el organismo. Controlan diferentes funciones del cuerpo. CORTICO ESTEROIDES son esteroides producidos en la glándula suprarrenal. Muchos de ellos son sintéticos y tienen amplio uso, especialmente para tratar inflamación. Generalmente, se dan en combinación con las otras drogas, particularmente con las drogas de quimioterapia.

Los corticos esteroides, bajan los andrógenos producidos en la glándula suprarrenal, Los más empleados son: Dexametazona, Prednisone, e Hidrocortisona. Los corticosteroids bajan además el PSA y alivian el dolor. Vienen en tabletas y generalmente se toman por las mañanas con el desayuno o con alimento, para prevenir irritación estomacal. La dosis varía entre uno y otro. Producen varios efectos secundarios principalmente retención de líquidos (edema), diabetes y también elevan la presión arterial. Cuando los corticosteroids se toman por largo tiempo, no se pueden suspender bruscamente, porque puede ocurrir una baja súbita de la presión arterial.

ESTRÓGENOS: Los estrógenos fueron las primeras drogas que se emplearon para bajar la testosterona. Inhiben la producción de la hormona leutinizante HL de la glándula pituitaria, y por ende bajan la producción de la testosterona. Los estrógenos son de bajo costo, pero desafortunadamente, causan efectos secundarios serios, especialmente embolia o coágulos sanguíneos e infarto cardiaco, cuando se administran oralmente. La mejor forma de administrar los estrógenos es por la vía parenteral, ya sea con inyecciones, o aplicando gel o parches en la piel

Las drogas más empleadas son el DES (dietilbesterol)1 mg. oral, y el Estramustine. Se aconseja tomarlos con un anticoagulante como la aspirina o cumadin, para reducir el riesgo de coágulos sanguíneos. Por otro lado, los estrógenos tienen la ventaja que protegen la ocurrencia de la osteoporosis que se manifiesta después de la castración quirúrgica o castración medica con las drogas agónicas. Además, también bajan el colesterol. Los estrógenos ya sean orales o por inyección, se continúan hasta cuando el PSA comienza a elevarse. Las inyecciones de fosfato de poliestradiol (PEF) se dan cada dos semanas.

QUE OCURRE CON LAS DROGAS AGÓNICAS

Es aconsejable mantener la testosterona bajo el control de las drogas agónicas aun cuando ya no sean efectivas, para sostener los niveles por debajo de 50 ng/mg. Si los niveles de la testosterona se elevan, los síntomas se pueden intensificar. Por lo tanto, el tratamiento con las drogas agónicas debe continuarse.

QUIMIOTERAPIA

La quimioterapia se refiere a compuestos químicos o drogas que atacan y aniquilan a las células cancerosas. Así como los tumores malignos son diferentes o tienen además comportamientos diferentes, así mismo existe una gran variedad de drogas de quimioterapia que actúan en diferentes formas en contra de la vida de la célula cancerosa. Todas las drogas de quimioterapia actúan en las células que están en la fase de división, por lo tanto, también atacan a células normales en división.

Las células cancerosas como ya vimos crecen y se dividen más rápidamente que una célula normal. Sin embargo, varios tejidos del cuerpo principalmente el tejido hematopoyético donde se producen las células sanguíneas, las células del tejido linfoide, las células del tejido del cabello, las células del interior del intestino y células de varios otros órganos son afectados por la quimioterapia, porque las células de estos tejidos tienen un corto ciclo, y se dividen normalmente más rápido que células de otros tejidos.

El problema de las drogas de quimioterapia es que raramente logran aniquilar todas las células cancerosas de un tumor, y las células expuestas, además, se hacen rápidamente resistentes a la acción nociva de la droga. La quimioterapia solo se usa en el cáncer prostático, cuando el tumor es RESISTENTE y otros tratamientos han fallado ya que el tumor prostático responde muy bien a la manipulación hormonal.

En el pasado, se han ensayado muchas drogas de quimioterapia solas o en combinación con otras para tratar el cáncer hormono-resistente de la próstata con pobres resultados. En los últimos anos, la organización

NCCN de USA, ha recomendado el empleo de tres drogas como las más efectivas o apropiadas, para darlas solas o en combinación contra el cáncer prostático resistente. Ellos son:

- ➤ **MITOXANTRONE** (novantrone) - Se aplica intravenosamente, cada tres semanas. La droga por sí sola, no prolonga la vida, pero ayuda a bajar el umbral del dolor. Se da concomitantemente con prednisona oral.
- ➤ **DOCETAXEL** (taxotere) - Igualmente se da en combinación con prednisona. Esta droga también baja el umbral del dolor y además ha demostrado algún beneficio en la sobrevivencia.
- ➤ **CARBAZITAXEL** (jetona) - Esta droga es casi similar al DOCETAXEL, pero actúa mejor cuando el DOCETAXEL es inefectivo.
- ➤ **ACIDO ZOLENDRONICO** (zometa) - Un bifosfanato. Esta no es una droga de quimioterapia, sino una droga que actúa en el metabolismo óseo. La droga inhibe la destrucción ósea por lo que se cree que puede ayudar a impedir o regenerar la destrucción ósea causada por metástasis no necesariamente de la próstata sino de cualquier otro tumor. Se emplea en la osteoporosis y otras condiciones.

EFECTOS SECUNDARIOS

Los efectos secundarios son múltiples y mayormente similares con estas drogas. Los más comunes incluyen: Anemia, leucopenia, trombocitopenia, neuropatía periférica, disuria, alopecia, mialgia (dolor muscular) cansancio general y varios otros.

RADIACIÓN -MANEJO LOCAL Y SISTÉMICO

Además del tratamiento primario curativo, la radiación también se emplea en cualquiera de las otras fases del tumor. Cualquier foco de cáncer metastasico, ya sea en un órgano, un ganglio agrandado o en un hueso, que este causando molestia o dolor, puede ser tratado con radiación, obteniendo resultados casi siempre positivos. Una de las metástasis más trágicas, es a la medula espinal, porque el individuo puede terminar en parálisis si no se trata con prontitud o a su debido tiempo.

El sistema esquelético es el más afectado. El cáncer de la próstata tiene una predilección de casi el 100 % de metatizar a los huesos. Prácticamente la invasión a los huesos es la causa de todos los problemas o padecimientos producidos por el cáncer hormono-refractario. Las metástasis óseas no solo afectan la calidad de vida del individuo, por la aparición de dolor y complicaciones que ocurren, sino a la larga causan la muerte.

Cuando la metástasis ósea causa dolor, la radiación externa es el arma más efectiva para aliviarlo. Una fractura causada por el cáncer se trata con radiación una vez reducida, para evitar recrecimiento del cáncer y ayudar a sanar el hueso. El tratamiento también previene fracturas ya que el hueso se debilita por la invasión del cáncer. La cantidad de radiación que se da, (tratamiento paliativo) es mucho más baja que la que se da al tratamiento primario (tratamiento radical), el cual puede repetirse en un futuro si es necesario.

La dosis y la forma de aplicar la radiación, varía de acuerdo con el tamaño del área a irradiar, del órgano comprometido, de los tejidos u órganos adyacentes y de la condición del individuo. Los efectos secundarios si se presentan, dependen de estos detalles. La mayoría de los radio-oncólogos aplican una dosis de 3000 centígrados (rad) en 10 fracciones, pero se pueden emplear 8, 3, y hasta una sola fracción, dependiendo del área afectada. Setenta y cinco por ciento (75 %) de los individuos obtienen alivio del dolor en 3-4 semanas o en menos tiempo, una vez de iniciado el tratamiento. La escanografía ósea es el mejor test para detectar las metástasis en los huesos, porque muestra todo el sistema esquelético. Sin embargo, en ocasiones hay que hacer un TAC o Resonancia magnética para descartar una metástasis o para verificar que no hay fractura, sobre todo en los casos que el dolor persiste aun habiendo sido tratado. El alivio del dolor evita tener que tomar analgésicos continuamente, sobre todo narcóticos, porque estos producen efectos secundarios como constipación, sequedad de las mucosas y otros síntomas.

RADIACIÓN SISTÉMICA

Cuando las metástasis óseas progresan, la mayor parte del sistema esquelético es afectado o comprometido. El dolor es más intenso, más difuso y difícil de controlar. Se requiere varias áreas de tratamiento local con radiación externa al mismo tiempo, pero llega un momento que es técnicamente difícil y no práctico.

Años atrás, se ensayó irradiación total al esqueleto con radiación externa, pero la toxicidad de los efectos secundarios producidos, principalmente la supresión de la medula ósea, fueron muy difíciles de controlar y prevenir. La penetración de la radiación externa a los órganos internos, no se puede evitar.

Se ha ensayado irradiación de la mitad del sistema esquelético con buenos resultados, pero la toxicidad es todavía alta. El individuo tiene que estar tomando narcóticos y drogas antiinflamatorias constantemente con alivio parcial y temporario del dolor. El beneficio de la quimio si lo hubo, deja de ser eficaz.

ISOTOPOS RADIOACTIVOS O RADIOFARMACEUTICOS

La mejor manera de aplicar la radiación a todo el sistema esquelético es a través de elementos radioactivos intravenosos (isotopos), que se distribuyen en todos los huesos. Desde la introducción del Ciclotrón por los años 30, se han manufacturados isotopos radioactivos, dirigidos a órganos específicos que depositan la mayor parte de la radiación a dicho órgano. En el caso del cáncer de la próstata, los isotopos que se emplean tienen afinidad por el calcio o fosforo, elementos que son parte integral del hueso. Una vez administrados, siguen la misma ruta metabólica de distribución de estos elementos que forman los huesos. Los isotopos radioactivos que más se usan para tratar las metástasis del cáncer prostático son:

- ➢ P32, fósforo radioactivo
- ➢ Re-186 renio
- ➢ Sr-89 estroncio
- ➢ Sm-156 samario
- ➢ Ra 223 radium

El estroncio 89 y samario 156, son los más usados. Estos isotopos son bastante eficaces en aliviar el dolor por 4-9 meses en un alto porcentaje de individuos.

Los marcadores tumorales como el PSA y la fosfatasa alcalina mejoran, probablemente alargando la sobrevivencia. Tienen la ventaja que pueden repetirse si es del caso. La desventaja con estos isotopos es que emiten radiación a órganos próximos al hueso, especialmente a la medula ósea que produce las células sanguíneas.

El tipo de energía que producen es mayormente gama y radiación beta que tienen un radio de penetración más allá de 0. 5 cm. En contraste, radiación ALFA tiene un radio de penetración de MICRONES. Los isotopos radioactivos, se usan casi siempre después que el individuo ha sido tratado con quimioterapia que también es toxica a la medula ósea.

RADIUM- Ra 223

En el 2013, el FDA en Estados Unidos, aprobó el isotopo radioactivo RADIUM 223. ¡Este es un isotopo que emite radiación ALFA, que como anotamos, tiene un alcance de micrones!

Puede decirse que es casi el ISOTOPO IDEAL para el tratamiento de metástasis oseas: Deposita la radiación en el hueso, particularmente en el área de la metástasis, sin alcanzar a irradiar los tejidos normales que rodean al hueso. Rompe ambas cadenas del DNA del núcleo celular, por lo tanto, el daño a la célula cancerosa es altamente eficiente.

El alivio del dolor es casi inmediato y es el único isotopo que se ha comprobado que aumenta o prolonga la vida del cáncer prostático hormono-resistente. La toxicidad es mucho menor comparada con los otros isotopos arriba descritos.

Una pequeña cantidad se absorbe en la medula ósea y potencialmente, puede causar supresión de la medula ósea. Igualmente, parte del isotopo se absorbe en el intestino causando diarrea. La vida media del isotopo es de 11. 4 días, pero una vez administrado, menos del 1 % permanece en la sangre.

No hay duda de que este isotopo (RADIUM 223) va a reemplazar los otros isotopos que se emplean para tratar las metástasis óseas, no solo del cáncer prostático sino de otros tumores. Es posible también que haya un cambio en la forma que se administran las drogas en esta fase del cáncer prostático.

INMUNOTERAPIA

El cuerpo tiene un sistema de defensa contra cualquier sustancia extraña que lo invada o trate de penetrarlo. Está constituido por una barrera externa como la piel y un EJÉRCITO de células y sustancias dentro del cuerpo, que lo defiende segundo a segundo constantemente. Este sistema de defensa del cuerpo se conoce como SISTEMA INMUNOLÓGICO.

Cuando cualquier sustancia o germen entra al cuerpo como bacteria, virus, etc., el sistema inmediatamente se activa y entra en acción. No solamente trata de eliminar la sustancia extraña en el acto, sino que crea un grupo de células y elementos especiales que permanecen de por vida en el cuerpo para reconocer la sustancia y desactivarla en caso de que trate de invadir al cuerpo nuevamente. Este grupo de células o batallón especial se conoce como ANTICUERPO. A la sustancia extraña se le da el nombre de ANTÍGENO.

Generalmente, los antígenos de una bacteria, por ejemplo, están localizados en su superficie.

Combatir una enfermedad a través del sistema inmunológico se conoce como INMUNOTERAPIA.

Las células cancerosas no son extrañas al cuerpo y por lo tanto no provocan o crean una reacción o anticuerpos para que el sistema inmunológico las combata. La comunidad científica ha tratado por anos lograr que el cáncer en una forma u otra sea atacado por el sistema inmunológico.

Es una tarea bastante difícil por lo complicado del cáncer y del sistema inmunológico, pero ya se han ingeniados y creados frentes, con éxitos parciales en el cáncer de la próstata.

Por primera vez se ha logrado alargar la sobrevivencia de un cáncer diseminado con un tratamiento conocido como SIPULEUCEL-T.

QUE ES EL SIPULEUCEL-T. COMO SE PREPARA

El SIPULEUCEL-T es una vacuna elaborada con elementos del sistema inmunológico del propio individuo. Primero se obtiene sangre y se separan células de la sangre conocidas como monocitos. Los monocitos son precursores de otras células especiales conocidas como células DENDRÍTICAS.

Estas células dendríticas, se combinan con FOSFATASA ACIDA, una sustancia antigénica presente en la superficie de la mayor parte de las células prostáticas cancerosas.

El conjunto se mantiene por cuarenta horas, suficiente para que las células sean activadas. Estas células se le dan el nombre de células SIPULEUCEL-T. Las células activadas se inyectan intravenosamente a los tres días. Una vez en la sangre, células normales comienzan a atacar y a eliminar a las células cancerosas. El tratamiento se repite dos o más veces en cuatro semanas.

La prolongación de la sobrevivencia obtenida es apenas de un promedio de 4 meses. El tratamiento es bastante caro, motivo de controversia de si o no recomendarlo. Los efectos secundarios varían siendo escalofrió, fiebre y cansancio los más comunes pero tolerables.

24
MEDICINA INTEGRATIVA

Cuando las personas se enferman de cualquier malestar, casi siempre tienden a buscar remedios o medidas "CASERAS" no convencionales, para tratar de aliviarse por sí mismo, antes de buscar ayuda médica. Esta es una tradición que data muy probablemente desde los tiempos de antaño y se mantiene viva mucho más, en el diagnóstico y tratamiento del cáncer que en cualquier otra enfermedad.

Medicina integrativa es un término general que incluye todas las medidas o procedimientos, principalmente dietas, suplementos, productos derivados de planta, y muchos otros dirigidos a prevenir, mejorar o arrestar los síntomas causados por los tratamientos convencionales. Es sabido que la mayoría de los tratamientos convencionales para el tratamiento del cáncer, como la quimioterapia, la radioterapia y cirugía, causan efectos secundarios que afectan el cuerpo, la mente y el estado emocional de las personas. Algunas personas emplean la medicina integrativa anticipadamente o antes de iniciar el tratamiento, para preparar al cuerpo contra las "embestidas" del cáncer.

TÉRMINOS COMUNES

MEDICINA INTEGRATIVA COMPLEMENTARIA (MIC): El MIC es el empleo de cualquier producto o procedimiento de soporte, diferente al tratamiento estándar o convencional, prescrito por el médico tratante. Es muy importante que al médico tratante, se le informe cualquier tipo de medidas o remedios, que la persona adopte por sí mismo.

TRATAMIENTO ESTÁNDAR O CONVENCIONAL: Es el tratamiento CUYA EFICACIA Y SEGURIDAD, ha sido científicamente investigada y comprobada. También se le conoce como tratamiento ESTÁNDAR. Su uso está estrictamente bajo el control por el médico tratante.

MEDICINA INTEGRATIVA ALTERNATIVA (MAC): Es el tratamiento que se emplea en vez del tratamiento convencional, y que la persona adopta por sí misma. Generalmente es un tratamiento que no ha sido científicamente investigado ni aprobado o ha sido desaprobado por su INEFICIENCIA O INSEGURIDAD.

CURANDERO O TEGUA: Se refiere a las personas que, sin tener título profesional o educación médica, emplea o prescribe remedios naturales de toda índole, o emplea procedimientos mágicos o supersticiosos para tratar enfermedades incluyendo cáncer

TIPOS DE MEDICINA INTEGRATIVA

- BOTÁNICA – VITAMINAS - MINERALES: Se refiere a productos derivados de plantas como hojas, raíces etc., Vitaminas y Minerales.
- DIETAS NUTRICIÓN: Dietas y alimentos relacionados con la prevención y tratamientos.
- PROCEDIMIENTOS MANIPULATIVOS: Movimientos del cuerpo. Presión. Masajes. Reflejos
- MENTE CUERPO: Terapias basadas entre la conexión del cuerpo con la mente y el respirito como yoga, meditación, hipnosis etc.
- FARMACOLOGÍA BIOLOGÍA: Terapia proveniente de compuestos químicos, o concentrados derivados de plantas o de organismos vivos.
- SISTEMAS MÉDICOS: Sistemas de salud empleados por diferentes países como la China e India, incluye acupuntura, Homeopatía, Neuropatía etc. La medicina integrativa se ha expandido enormemente en los últimos 20 anos. Si usted entra a la INTERNET, encuentra millones de diferentes tratamientos

Uno de los problemas de la medicina integrativa, es el hecho de que los compuestos o remedios, no están bajo el control y vigilancia de las entidades científicas y agencias gubernamentales, como si lo están las drogas o sustancias químicas comprobadas y aprobadas, que emplea el cuerpo médico. Los compuestos o remedios son promovidos por los productores como sustancias o medicinas naturales, por ser derivada de plantas o raíces, con la idea de darle a entender a las personas, que estos compuestos irrespectivamente de la eficacia, no causan daño al cuerpo, como ocurre con los tratamientos convencionales, particularmente las drogas de quimioterapia.

En verdad, la realidad es otra. Se ha comprobado que mucho de estos compuestos, son peligrosos o dañinos causando efectos secundarios al cuerpo inclusive hasta muerte. Muchos de estos tratamientos pueden interferir, con la eficacia del tratamiento convencional ya sea neutralizando o disminuyendo la concentración y potencia.

Los métodos de preparación y concentración de los componentes de muchos de estos tratamientos no convencionales, deja mucho que decir, por no estar sometidos a vigilancia y control estricto por entidades científicas o gubernamentales. Algunos compuestos presentan impurezas y dosis desconocidas que pueden ser toxicas a la persona.

Los laboratorios y productores promueven la eficacia de los productos, basados en anécdotas o testimonios falsos de pacientes curados, sin sustentar prueba alguna. Por otra parte, Las organizaciones científicas han investigado y continúan investigando muchas de estas terapias relacionadas con plantas, vitaminas, minerales etc., pero desafortunadamente, hasta la fecha no se ha encontrado un efecto directo contra el cáncer de la próstata, ya sea controlándolo o prolongando la vida y mucho menos eliminando al tumor.

Esto no implica que la comunidad científica, especialmente los oncólogos, desconozcan el valor de algunas sustancias alimenticias y el aporte de una alimentación saludable.

A raíz de la diversidad de compuestos y de terapias complementarias, más que todo en el tratamiento del cáncer, muchos hospitales y clínicas han abierto secciones de medicina integrativa nutricional, para ayudar a los pacientes a seleccionar la terapia apropiada, que no tenga interferencia con el tratamiento convencional. Los programas se extienden también a prevenir la explotación por especuladores y teguas, especialmente en pacientes con tumores en un estado avanzado o cuando la esperanza de cura ya no existe. Por todo la anterior, es esencial no embargarse en terapias complementarias durante el tratamiento convencional, sin antes consultar con su médico tratante.

MAC EN EL CÁNCER PROSTÁTICO

Se ha comprobado que por lo menos el 25 % de individuos con cáncer de la próstata, adoptan alguna forma de tratamiento complementario. Una de las primeras medidas empleadas, es una modificación de la dieta. Una nutrición buena es recomendable desde todo punto de vista. Aunque no existe prueba alguna de que ciertos tipos de alimentos, complementos, plantas medicinales etc., actúan directamente contra el cáncer de la próstata o cualquier otro cáncer. Sin embargo, una buena dieta no solo es saludable, sino que mantiene la energía y la calidad de vida del individuo.

La quimioterapia que es el tratamiento que más causa efectos secundarios como nausea, pérdida del apetito y debilidad general, no se emplea tanto en el cáncer de la próstata, sino en los estados avanzados del tumor. Sin embargo, en el tratamiento de VIGILANCIA EXPECTANTE en tumores de bajo riesgo, la medicina biológica asume un papel importante.

Se han ensayado algunos estudios comparativos en este grupo de individuos, con cambios en el estilo de vida, dietas especiales, incluyendo soya, vitaminas, pescado más que carnes y ejercicios etc. y la diferencia de los resultados en el seguimiento del PSA, no ha sido significante. Tampoco se ha encontrado diferencia en la ocurrencia de nuevos canceres prostático.

Algunas sustancias solas o en combinación con otras se han ensayado para la prevención y efecto directo al tumor, sin obtener resultados positivos. Ninguna vitamina sola o en combinación con otras o inclusive con otras sustancias, y tampoco se ha obtenido resultados positivos. Los diferentes compuestos o sustancias herbáceas, productos botánicos, suplementos dietéticos, vitaminas y otros es bien extensa. La internet está repleta de muchos productos y combinación de estos. Las instituciones científicas han investigado y continúan investigando gran parte de estos compuestos biológicos.

En el laboratorio, algunas de estas sustancias demuestran actividad contra células cancerosas, pero nada apreciable en las células cancerosas de los tumores en el cuerpo humano. Desafortunadamente, como ya indicamos, hasta la fecha, no dieta o suplementos específicos, plantas medicinales etc., han demostrado beneficios significantes en el manejo o resultados contra el cáncer de la próstata. No significa esto que las personas o individuos afectados con cáncer en general, deban abstenerse del empleo de sustancias o productos complementarios sobre todo si no producen daño o efectos adversos, porque es sabido que se obtienen otros beneficios ya mencionados. Por todo la anterior, más bien esencial es que no se embarque en terapias complementarias durante el tratamiento convencional sin consultar antes con su médico tratante.

EN RESUMEN: Una dieta balanceada, coplada con ejercicio o actividad física para mantener un peso saludable, es recomendable en individuos con cáncer. La buena calidad de vida ayuda a tolerar y mejorar el resultado del tratamiento.

Por último, es de advertir que

NINGÚN TRATAMIENTO ALTERNATIVO INVESTIGADO POR LA COMUNIDAD CIENTÍFICA, HA RESULTADO EN LA CURA DE NINGÚN CÁNCER.

Printed in the United States
By Bookmasters